脾胃思辨

审证求因精准诊疗

董明国 | 名誉主编

卢晓敏　袁瑞兴
房志科　马新蕾 | 主编

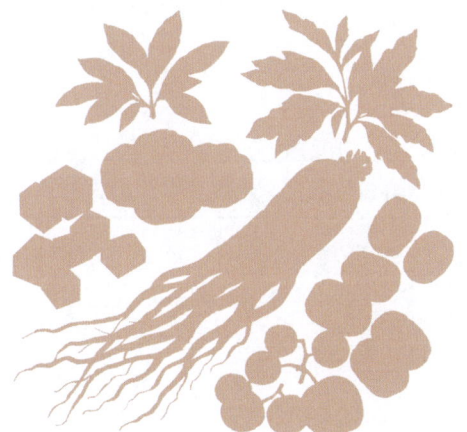

PIWEI SIBIAN

SHENZHENG QIUYIN

JINGZHUN ZHENLIAO

科学技术文献出版社
SCIENTIFIC AND TECHNICAL DOCUMENTATION PRESS

·北京·

图书在版编目（CIP）数据

脾胃思辨：审证求因精准诊疗 / 卢晓敏等主编.
北京：科学技术文献出版社，2024. 10. -- ISBN 978-7-5235-2101-4

Ⅰ. R256.3

中国国家版本馆 CIP 数据核字第 2024HV0544 号

脾胃思辨：审证求因精准诊疗

策划编辑：付秋玲　责任编辑：郭　蓉　何惠子　责任校对：张永霞　责任出版：张志平

出 版 者	科学技术文献出版社
地 　 址	北京市复兴路15号　邮编 100038
编 务 部	（010）58882938，58882087（传真）
发 行 部	（010）58882868，58882870（传真）
邮 购 部	（010）58882873
官方网址	www.stdp.com.cn
发 行 者	科学技术文献出版社发行　全国各地新华书店经销
印 刷 者	北京时尚印佳彩色印刷有限公司
版 　 次	2024 年 10 月第 1 版　2024 年 10 月第 1 次印刷
开 　 本	710×1000　1/16
字 　 数	237千
印 　 张	19.25
书 　 号	ISBN 978-7-5235-2101-4
定 　 价	148.00元

版权所有　违法必究

购买本社图书，凡字迹不清、缺页、倒页、脱页者，本社发行部负责调换

编委会
BIANWEIHUI

名誉主编
董明国

主编
卢晓敏　袁瑞兴　房志科　马新蕾

副主编
王家华　黄海阳　张凤敏　翁佩珊
邓艳华　温玉平

编委
彭文婉　周美华　郭婉莎　刘婉敏
钟威琪　黄金梅　肖菁菁　王熙丹

编委会成员单位　广州中医药大学东莞医院（东莞市中医院）
工 作 室 名 称　董明国东莞市名中医药专家传承工作室

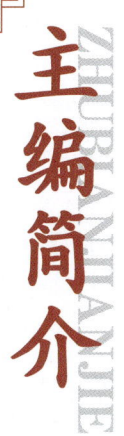

主编简介

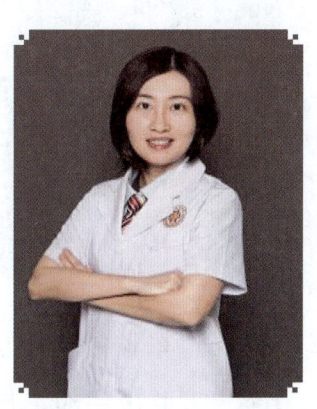

卢晓敏

主任中医师,毕业于广州中医药大学,中医内科学硕士,副教授,硕士研究生导师,现工作于广州中医药大学东莞医院(东莞市中医院)。自2010年7月起从事脾胃病科临床一线工作,2019年于中山大学附属肿瘤医院进修超声内镜。从事脾胃病防治和消化内镜工作,擅长中西医结合治疗慢性胃炎、消化性溃疡、功能性消化不良、脂肪肝、胆囊炎、病毒性肝炎等消化系统疾病,并能熟练开展消化内镜下各种诊断及治疗操作。2023年作为医疗专家到铜仁市中医院进行支援,并先后师从广东省名中医董明国教授、国医大师杨春波教授。现任中华中医药学会脾胃病分会青年委员,广东省中医药学会消化病专业委员会会员,广东省中医药学会肝病专业委员会会员,东莞市中医药学会脾胃病及肝病专业委员会常务委员。主持省企联合基金课题、省中医药局科研项目各1项,参与国家级、省市级课题研究10余项,发表论文多篇。曾获评"东莞市医学学科骨干人才""东莞市中医院青年名中医""东莞市中医院朝阳人才"、东莞市中医院第三届"青年医师奖"、铜仁市"优秀医师"等荣誉称号。

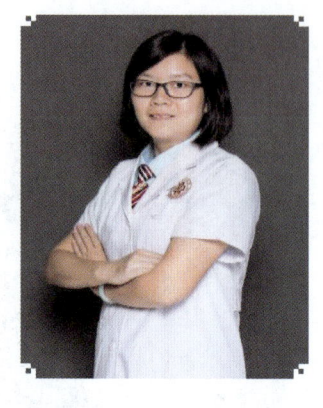

袁瑞兴

副主任中医师，硕士毕业于广州中医药大学中医内科专业，现工作于广州中医药大学东莞医院（东莞市中医院）内四科，科室副主任，董明国广东省名中医传承工作室负责人。自2007年7月起从事脾胃消化病专业临床一线工作，2013年于南京鼓楼医院进修3个月。在中医药防治脾胃系统常见病、多发病、疑难危重疾病的工作中积累了丰富的临床经验，擅长治疗脾胃肝胆疾病，如反流性食管炎、萎缩性胃炎、消化性溃疡、溃疡性结肠炎、肠易激综合征、功能性胃肠疾病、病毒性肝炎、酒精性肝病、脂肪肝、肝硬化等；熟练掌握消化内镜的检查及治疗，能独立开展消化内镜下息肉切除术、止血术、异物取出术等专科技术操作。担任广东省中西医结合学会脾胃消化病专业委员会委员，广东省中医药学会脾胃病及肝病专业委员会委员。参与省级课题研究多项，发表论文多篇。

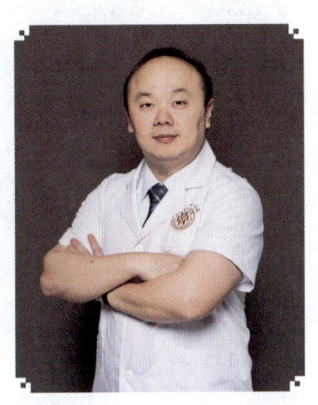

房志科

主任中医师，硕士毕业于广州中医药大学中医内科学专业，现工作于广州中医药大学东莞医院（东莞市中医院），广东省首批名中医师承项目继承人，师从广东省名中医董明国教授。从事脾胃病方向临床及科研、教学工作20年，擅长治疗脾胃肝胆疾病，如反流性食管炎、萎缩性胃炎、消化性溃疡、溃疡性结肠炎、肠易激综合征、功能性胃肠疾病、病毒性肝炎、酒精性肝病、脂肪肝、肝硬化等，在运用中医药调理及治疗脾胃功能性疾病方面有丰富的临床经验。现任中华中医药学会养生分会委员，世界中医药学会联合会消化病专业委员会委员，广东省中医药学会证候基础专业委员会常务委员，广东省中医药学会疑难病专业委员会常务委员，东莞市中医药学会脾胃病及肝病专业委员会副主任委员。主持广东省中医药局科技项目1项，参与国家级、省级及市级科研项目多项。

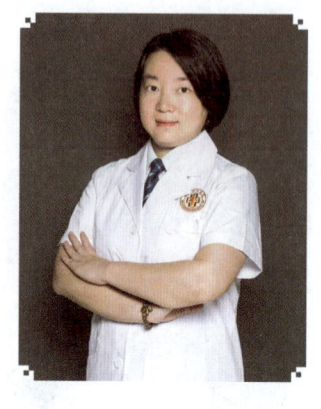

马新蕾

副主任中医师，中医内科学硕士，副教授，硕士研究生导师，现工作于广州中医药大学东莞医院（东莞市中医院）。广东省第二批名中医师承项目继承人，参与何世东全国名老中医药专家传承工作室、董明国名中医传承工作室建设。曾进修于深圳市中医院肝病科、意大利锡耶纳大学。擅长运用中西医结合方法治疗发热、急慢性咳嗽、急慢性胃炎、消化性溃疡、功能性胃肠疾病、慢性结肠炎、肠易激综合征、酒精性肝病、病毒性肝炎、脂肪肝、肝硬化、胆囊炎等疾病。在中医养生方面多有研究，擅于通过调养脾胃以改善亚健康状态。现任东莞市科协第九届委员会委员，中华中医药学会脾胃病分会青年委员，广东省中医药学会肝病专业委员会常务委员，广东省肝脏病学会中医药专业委员会常务委员，广东省药学会中医肝病用药委员会常务委员，广东省中医药学会脾胃病专业委员会委员，东莞市中医药学会副秘书长。主持广东省中医药局科研课题2项、东莞市科技局科研课题2项，参与国家级、省级及市级科研项目多项。曾获东莞市优秀科技论文二等奖2项，参编著作（《何世东学术精华与临床应用》）1部，发表论文10余篇。

前言

中医，作为中国传统文化的瑰宝，历经数千年的发展，积累了丰富而深邃的医学理论与实践经验。其中，脾胃学说作为中医理论的重要组成部分，对于理解人体生理病理、指导疾病防治具有不可替代的作用。本书旨在深入探讨脾胃学说的历史渊源、理论基础、现代研究与应用，以及其在名医成长过程中的重要地位。

本书从四大部分进行讲解，包括名医之路、医理阐释、经方验方、医案拾萃等，并介绍董明国教授常用方剂及应用示例。书中所选医案，均来自临证实践，通过对这些医案的深入剖析，读者不仅可以学习到中医诊断、辨证、论治的基本方法和技巧，更能深刻体会到中医"整体观念"和"辨证论治"的核心理念。本书以实用性为原则，以循证医学的方法和观点为基础，在遵循中医理论知识体系的基础上，既注重临床的实际应用，又强调基础理论与临床实际相结合。

希望通过本书的出版，可以帮助中医爱好者、研究者及从业者全面、系统、深入地学习中医治疗脾胃病的诊疗思路和方法，促进脾胃学说乃至整个中医理论的传承与发展。同时，也期待本书能够激发更多人对中医文化的兴趣与热爱，共同为推动中医药事业的繁荣与发展贡献力量。

编者

叁 · 经方验方

第一部分 治脾七法 ……………………………………… 零五六

第二部分 治胃五法 ……………………………………… 零六八

第三部分 治肝六法 ……………………………………… 零七三

第四部分 三维动态八法辨证 …………………………… 零八三

肆 · 医案拾萃

第一部分 脾胃疾病 ……………………………………… 零九二

第二部分 肝胆、胰病 …………………………………… 一九二

第三部分 肿瘤杂病 ……………………………………… 二二四

附 · 董明国常用方剂及应用示例 …………………… 二八三

目录 MULU

壹 · 名医之路
第一部分 人物简介 … 零零二
第二部分 人物传略 … 零零四

贰 · 医理阐释
第一部分 中医辨证 … 零二零
第二部分 脾胃学说 … 零三二
第三部分 四精六诊 … 零四八

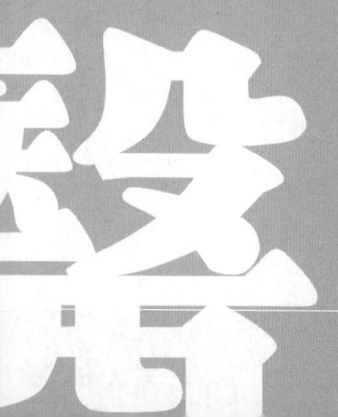

名医之路

01

第一部分 人物简介

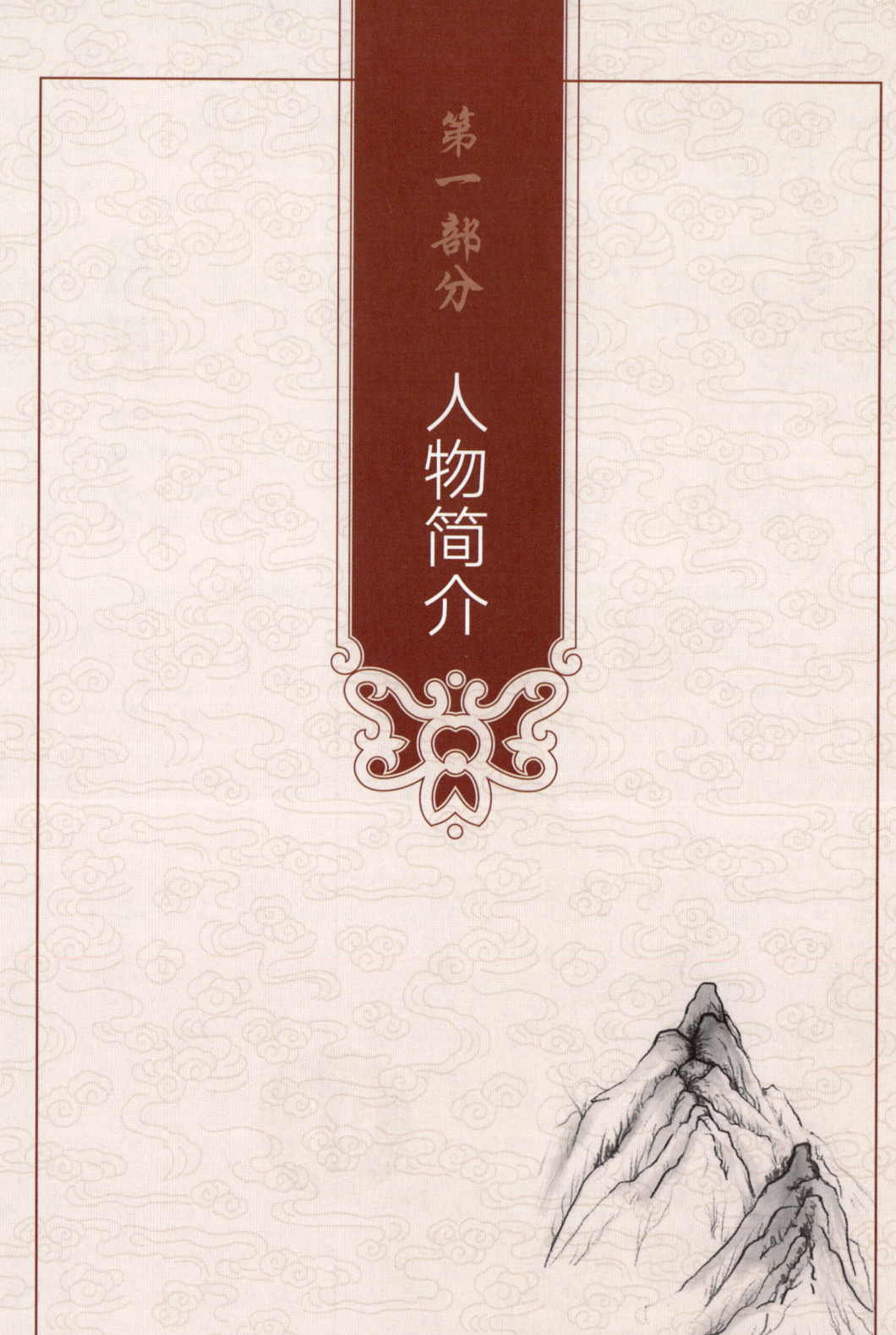

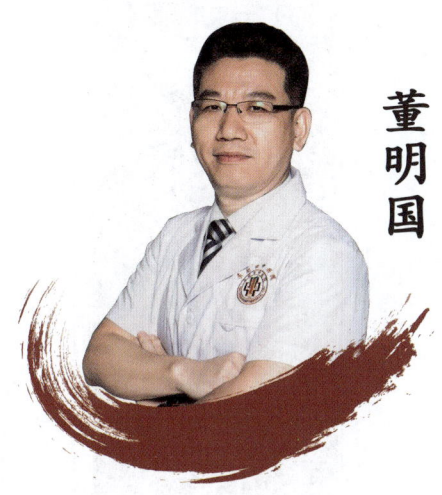

董明国

1966年出生，中西医结合主任医师，广州中医药大学教授，博士研究生导师，广东省名中医。硕士毕业于湖北中医药大学，从医逾35年，一直在广州中医药大学东莞医院（东莞市中医院）从事临床、科研、教学一线工作，曾任医务科科长、科教科科长、全国名老中医何炎燊教授传承工作室秘书、全国名老中医何世东教授传承工作室负责人等职务。目前为东莞市中医药研究所副所长，国家临床重点专科（中医专业）暨国家中医优势专科学术带头人，广东省首批中医师承指导老师。兼任世界中医药联合会消化病分会常务理事，中华中医药学会脾胃病分会常务委员，广东省中医药学会脾胃病、肝病专业委员会副主任委员，广东省中西医结合学会脾胃消化分会常务委员，东莞市中医药学会肝病及脾胃病专业委员会主任委员。在全国范围内脾胃病专业领域具有较高的学术建树、声誉和影响力。已入选国家脾胃病专家库，东莞市岭南脾胃学说传承人，其学术思想入选《补土心法发微——名家补土访谈录》。

第二部分 人物传略

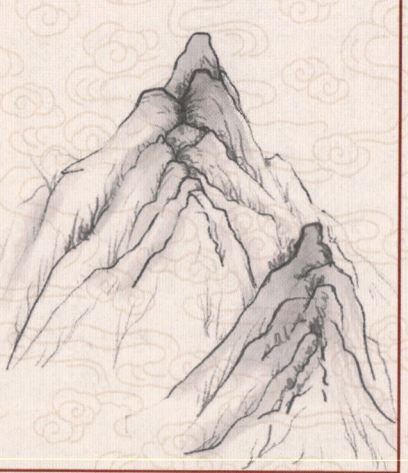

与中医结缘

在东莞，患者想看中医脾胃疾病，基本上无人不晓董明国。他是东莞中医界治疗脾胃病领域的"大咖"，在广东省乃至全国亦声名赫赫。1993年，董明国硕士研究生毕业于湖北中医药大学中医内科学后，长期在东莞市中医院临床一线工作，获得荣誉称号或奖项数不胜数，许多东莞市内及市外病患慕名而寻董明国诊治，其是东莞市中医院专家门诊工作量最多的主任医师之一，年门诊量约15 000人，每天患者络绎不绝。然而，青年时代的董明国最初志愿并不是学医，在机缘巧合之下，才与中医结缘。

◇ 出身中医世家却想当名飞行员
——被爷爷偷偷改志愿走上中医路

出生在湖北黄冈的董明国，是个典型的"理工男"，也是个学霸，初中时还拿过全国奥数冠军、黄冈地区的中考状元。

青年时代的董明国理想是当名飞行员，可是，爷爷的一个决定改变了他的命运。董明国来自世代中医家庭，家中中医氛围浓厚，只是到了董明国父亲这辈无人传承，身为中医的爷爷在董明国填报志愿时，要求孙子一定要学中医。当时董明国已经通过了飞行员的初试，但他的爷爷知道后，私下改了他的志愿。正是爷爷的私心让他与中医结下了一辈子的缘分。

1987年，董明国本科毕业后，分配到黄冈下属的镇级医院。工作3年后，他又以第一名的成绩考上了湖北中医药大学的研究生。1993年研究生毕业，他便到了东莞市中医院工作。说起与东莞结缘，也是一段佳话。当时，董明国来深圳开会，不小心上了辆"黑车"将他送到东莞运河边的招待所，招待所对面就是市中医院的老院区。他便自己走进院长办公室自荐，一段"伯乐与千里马"的故事也就此展开。

◆ 东莞引进的首个中医研究生
——多次委派治疗重任熬白了头发

董明国刚上大学时，并不喜欢中医，为了考试得高分只能拼命念书。论起真正喜欢上中医的时间，还是在东莞工作期间。

1993年，东莞出现了第一例出血热病例，作为东莞市引进的第一个中医专业研究生，董明国被委派重任，参与治疗。1994年，东莞又出现了这种病例，有经验的董明国再次上阵。后面发现的麻疹病例、钩体病病例等，董明国也不负众望，圆满完成了治疗重任。

截至目前，董明国已经在东莞市中医院工作了31年。这些年来，他一直扎根在临床一线，繁重的工作任务与科研压力齐头并进，在岁月的磨砺中，双鬓悄然染上了霜华。

◆ 创建国家中医及临床重点专科
——每年看诊量超万人治病也治心

东莞市中医院于2009年成立脾胃病科，董明国时任学科带头人及科主任，带领全科医护人员，经过4年的不懈努力，使脾胃病科于2012年成为国家"十一五"中医重点专科，也是东莞市唯一的国家级重点专科。2013年，董明国继续带领全体脾胃病科医护人员共同奋斗，并于同年使脾胃病科成为国家临床重点专科建设单位。

东莞市中医院目前有两个国家级名中医传承工作室，是地市级中医院

"领跑者",都是由董明国牵头完成,并任科室主任。

找董明国看病的人很多,年门诊量有15 000多人,每天看病50多人,网络挂号需要提前7～10天抢号,属于"秒杀"。很多患者慕名而来,他为了满足患者需求,尽力加号满足,"本来放号是50个,明天还是加到70个号。"董明国说,从医者不仅是机械地开几张处方,大医者,要懂得剖析患者的心理状态,善治心者,方能治病加倍。

其实每天看诊的患者中,至少有10名病情并没有严重到需要找董明国看病。但是患者信任他,让他看病能给予患者安慰作用。"记得把心放宽",是董明国常对患者说的话,脾胃病患者或轻或重都伴有心理焦虑,"把心放宽"是患者战胜病魔最锋锐的武器。

(卢晓敏)

临证经验产生、科研成果、获得奖项

董明国研究脾胃病诊疗逾30年,是当代岭南脾胃学说践行者,发表相关论文近百篇,年诊治患者逾15 000人次。擅长运用中西医结合治疗脾胃及肝胆疾病,对消化道癌前疾病、肝硬化、溃疡性结肠炎等脾胃病的诊治积累了丰富的临床经验;另从脾胃论治其他内科疾病,如脂肪肝、中风、胃轻瘫等有独到见解。主要学术思想:倡导以降胃气法治疗慢性胃炎、消化性溃疡;运脾法治疗肠易激综合征;从脾胃论治肝病等。提出"治脾不疏肝,非其治也""一脏一腑,脾胃分治""三维动态诊治脾胃疾病理论""四精六诊中医诊疗新模式""食毒致溃及致癌理论"等学说观点。

在行业影响力方面,董明国曾被评为"广东省名中医""广东省优秀中医人才""广东省首批名中医师承项目指导老师""东莞市科技领军人才",多次荣获省、市级科技进步奖,曾获得全国"中西医结合优秀青年贡献奖",并获得"广东省优秀中医临床人才""东莞市特色人才""东莞市优秀科技工作者"等称号。先后以第一作者发表专业核心期刊论文近40篇,作为指导老师或主要作者发表近50篇;主持或参与省市级科研课题30余项,其中国家级课题3项、省级课题3项,获资助科研经费逾百万。

(卢晓敏)

名医工作室情况(含人才培养)

◆ 醉心杏林终不悔,只为桃李竞相开

中医作为中华民族瑰宝,历经数千年沉淀,有着深厚底蕴与独特魅力。中医经典,作为中华民族宝贵的文化遗产,是中医理论与实践的源头活水,对于中医人才的培养与成长具有不可估量的价值。而中医的传承,更离不开一代代名老中医对古籍的深研与传承。他们以精湛的医术、高尚的医德、深厚的学养,为中医药的传承与发展做出了不可磨灭的贡献。董明国的导师是湖北中医药大学的魏喜保教授。魏教授从事临床、科研、教学工作30余年,具有很高的中医基础理论及专业理论水平和丰富的临床经验,对内科疑难杂症的诊治取得良好效果,尤其对胃肠疾病,肝胆疾病的诊治颇具特色。魏教授对胃的癌前疾病,善于运用辨病与辨证相结合的方法,审证精评、处方用药确能做到"师古而不拘于古"的原则,每起沉疴,不仅赢得患者信任,还被《湖北日报》《长江日报》宣

传报道。魏教授累积多年的临床经验，总结了系列治疗消化系统的专病专方。

董明国从小接受中医氛围的熏陶，又是中国较早一批接受正规中医院校教育的新时代中医。因此，他既有着对中医的坚定信念，又具有唯物主义的客观评判意识，在探究中医学理论与临床实际如何科学结合、中医与西医如何优势互补等方面有着独到的见解及执着追求。由于没有传统流派或师承的束缚，他的理论之源融汇了四大经典、五运六气，扶阳派、滋阴派、补土派、攻邪派均有涉猎，从不拘泥于一家之言、一派之见。他的老师既是黄帝岐伯之始祖，又是古代博取众芳之仲景、妙手回春之华佗、药脉兼精之时珍、才学博洽之景岳，更是近代医术精湛且勇于创新的叶天士、中西医融会贯通的张锡纯、博学善著的秦伯未，还有路志正、陈可冀、董建华等当代国医大师。而他本人不仅善读书，还善荐书，时常对同行及学生不吝赐教，且总能将一些枯燥的中医理论变得形象生动，把一些鲜为人知的中医典故娓娓道来，令一些复杂的组方用药化繁为简。

董明国是东莞市中医院第一批硕士研究生导师及博士研究生导师，亲自指导的在读博士研究生6名，已毕业的硕士研究生10余名，曾带教过的本科生、研究生、博士生、规培生、进修生及下级医师数百人。多年来，其传承团队不断壮大，成员在各自的领域各有建树。

董明国2017年被评为"广东省名中医"（图1-1），2019年至2020年先后成立了市级、省级的名中医传承工作室，并多次担任广东省及东莞市的中医师承项目指导老师。在人才培养方面，其传承团队招贤纳士，从不亲疏有别，除东莞市中医院临床各科室的主任、骨干及年富力强的优秀青年中医师外，还有来自社区卫生中心、镇区医院及粤北地区基层医院的优秀医师代表。董明国性格平易近人，风趣幽默，每遇特殊病例，必会详细答难解疑、倾囊相授，从教数十年，赢得莘莘学子的一致赞誉，如今已是桃李满天下。

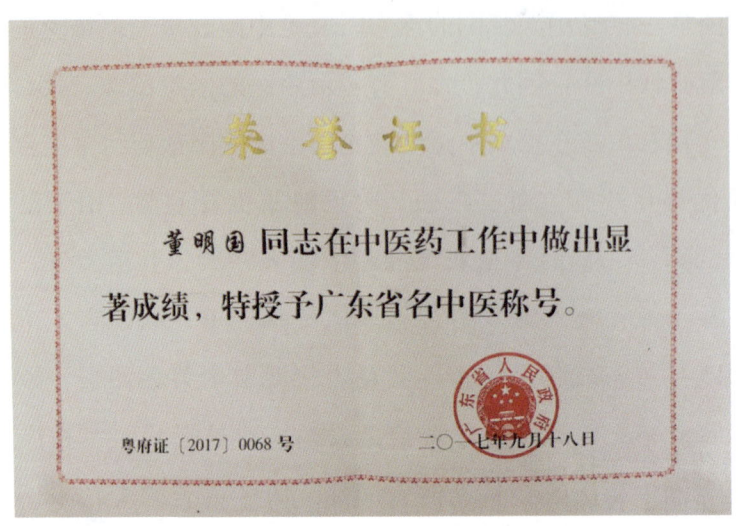

图1-1 董明国获评"广东省名中医"荣誉证书

主要传承人简介：房志科、马新蕾、袁瑞兴、卢晓敏、张凤敏、王文辉、黄海阳、王家华等，主要的传承脉络见图1-2。

◆ *孜孜不倦为传承，众人拾薪火焰明*

为了更好地发展中医药事业，传承名中医的宝贵经验，2020年1月广东省中医药局批准成立了"董明国广东省名中医传承工作室"。我院按《广东省名中医传承工作室建设项目任务书》要求，完善临床经验示教诊室、示教观摩室、专家资料室的建设，整理、总结、继承董明国广东省名中医的临证经验，建立其学术思想理论体系，并逐步完善其临证经验及学术思想在临床中的应用模式，同时做好人才培养建设，加强院内制剂研发、共享平台建设及推广，推进中医药事业的可持续发展，并于2024年7月顺利通过验收。

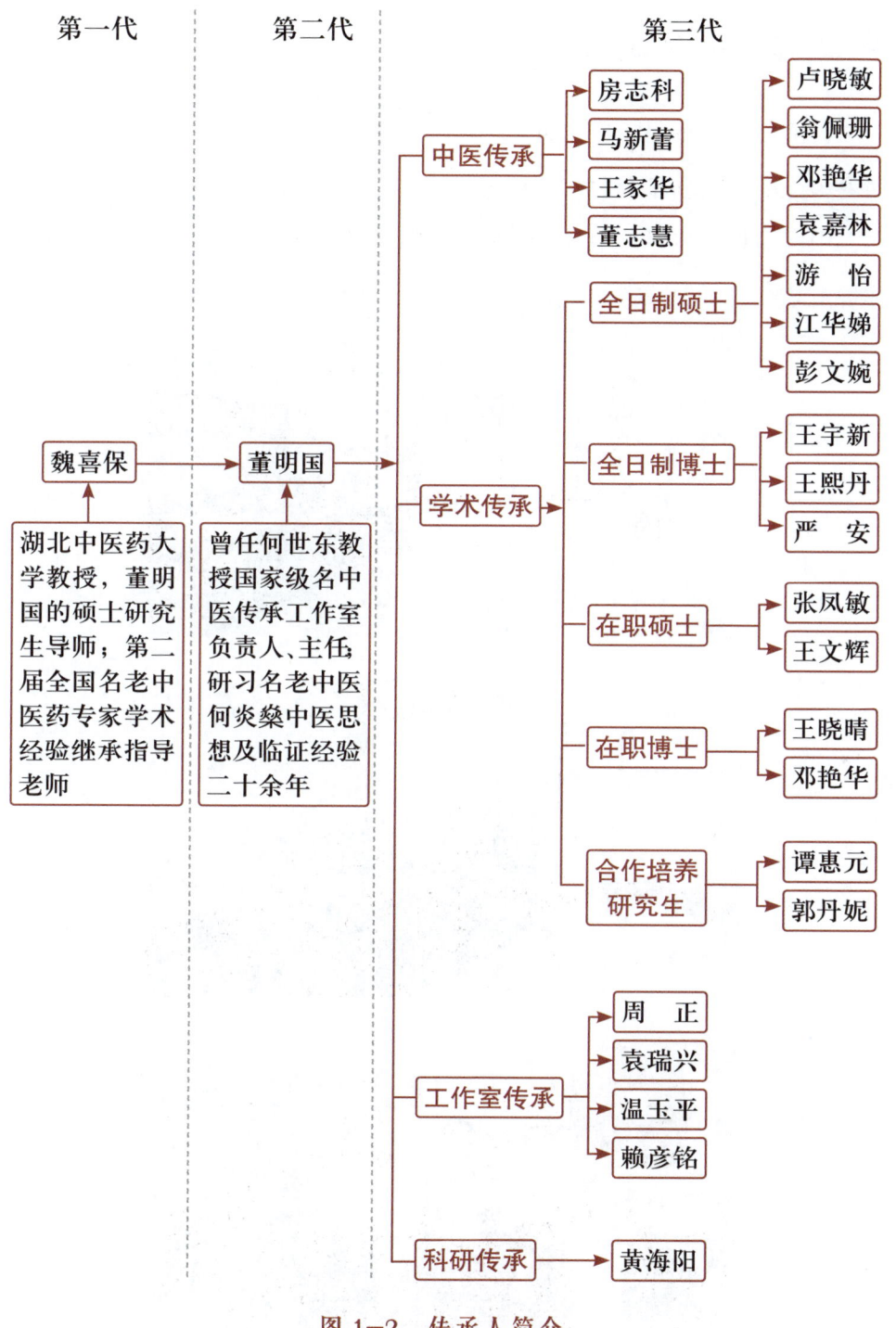

图 1-2 传承人简介

◆ 工作室硬件建设

目前已建成董明国广东省名中医传承工作室专家临床经验示教诊室、名老中医药专家临床经验示教观摩室、名老中医药专家资料室、名医候诊区、中医知识宣传栏、中医养生知识宣传栏等，办公设施配备完善、就诊环境宽敞舒适，中医特色明显，传统文化氛围浓厚（图1-3）。

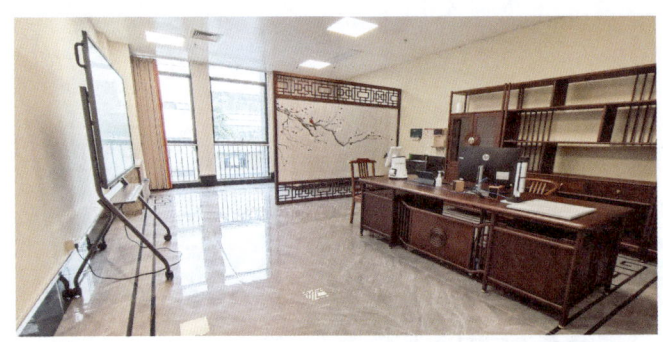

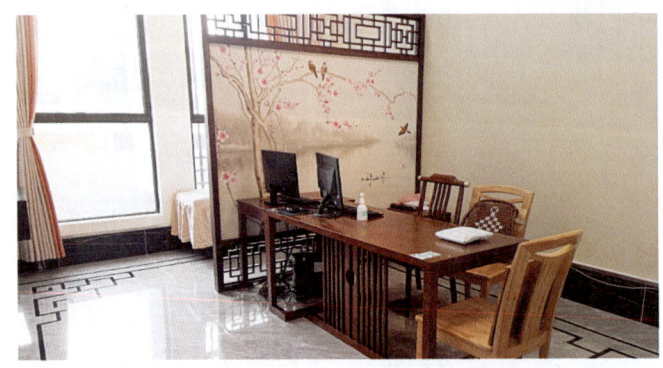

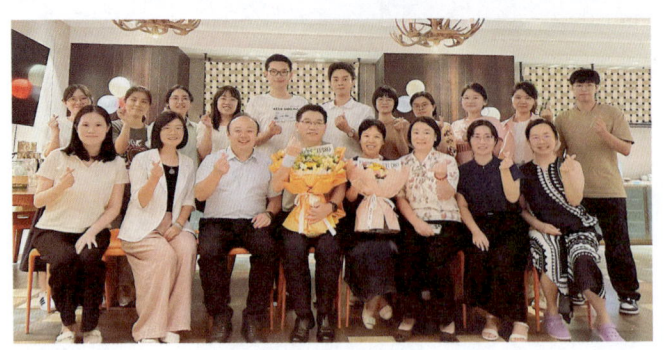

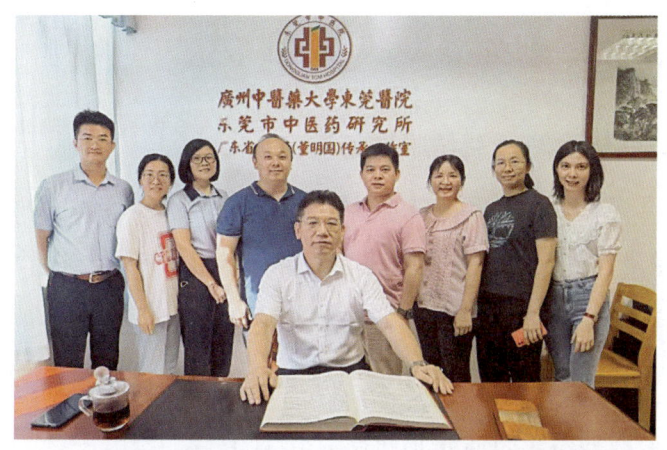
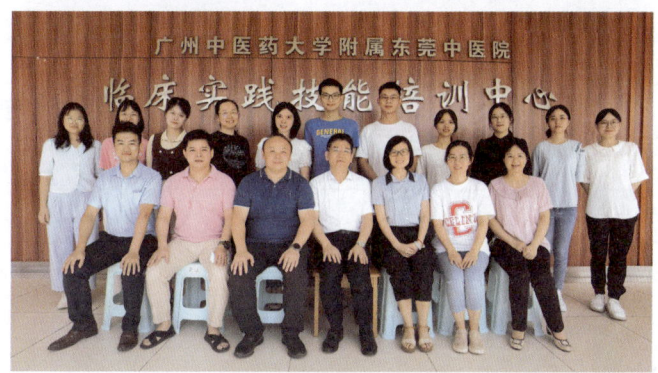
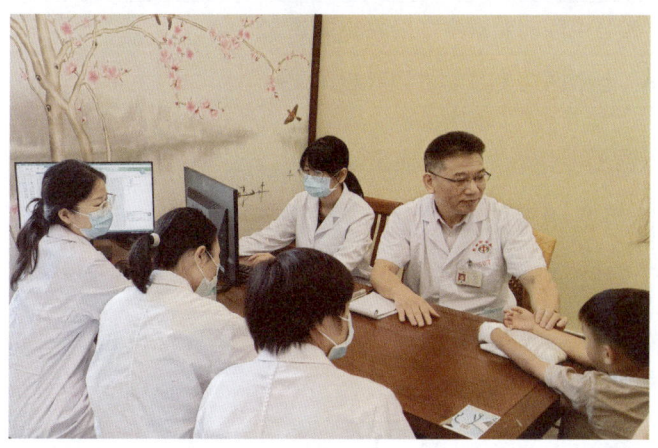

图1-3 董明国日常工作与教学

◆ 工作室内容建设

1. 收集临床资料，总结临床经验

在工作室成立之前，工作室成员房志科、卢晓敏作为师承弟子，积极跟师，整理董老相关医案，顺利完成了省、市等师承项目。工作室成立以后，工作室成员积极跟师、书写医案及时将名老中医对典型病例的分析讲解、处方用药、疗效观察整理记录，供工作室整理总结，也供后期学习研究。近3年建设期内临床资料收集情况统计见表1-1。

表1-1 建设期董明国广东省名中医传承工作室临床资料收集情况统计

临床资料	数据
收集名老中医药专家建室前的医（验）案	180 篇
传承人的跟师笔记（每半天为1次）	280 次
传承人整理总结名老中医药专家的医（验）案	133 篇
围绕名老中医药专家学术经验开展的学术讲座	184 次
整理优势病种诊疗方案	10 种
建设期内发表名老中医药专家学术经验相关论文	8 篇
建设期内申报名老中医药专家学术经验相关课题	4 项

2. 融合诊疗方案，撰写临床教案

工作室运用董明国的学术思想与临床经验，结合脾胃病及肝病的相关指南，选择了胃脘痛·胃痞病（慢性胃炎）、胃脘痛·胃痞病（胃息肉）、肝着（慢性乙型病毒性肝炎）、积聚（肝硬化）、泄泻（肠易激综合征伴有腹泻）、肠息肉（结肠息肉）、腹痛（急性胰腺炎）、血证中的便血及吐血（上消化道出血）、泄泻、大瘕泻、久泻、痢疾（炎症性肠病）、便秘（慢传输型便秘）等常见的优势病种，制定了相关的中医诊疗方案。这些诊疗方案融入了董明国大量的临床心得，体现了董明国学术经验的传承

与创新，有助于董明国的学术思想与临床经验的宣传推广及应用。

3. 凝练学术思想，发表论文著作

消化及肝病相关文章共计发表 105 篇，其中综述 4 篇，基础研究 17 篇，临床研究 76 篇，其中临床基础内容均涉及 3 篇。

涉及方剂 40 个，院内制剂 2 个：胃溃灵、健胃灵冲剂、清开灵、龙胆酸枣汤、加味温胆汤、半夏泻心汤（加减）、康尔胃、肝康片、愈肝方、双参柔肝颗粒剂、康尔胃 2 号、健脾开胃饮、胃康片、（自拟）补肾活血方、加味建中汤、人参胃康片、藿朴夏苓汤、补脾疏肝汤、加味小建中汤、健胃消胀片、茵陈术附汤、防己黄芪汤、乌贝散、温胆汤、升脾汤、小柴胡异功防风汤、健脾清肝方、苓泽柴芍六君子汤、加味缩脾饮、加味楂曲平胃散、参苓白术散（加减）、升脾方、化浊清肝汤、理气六君子汤、痛泻要方加减、柴芍益胃汤、四物汤、加味小柴胡汤、黄芪建中汤、补气升阳汤。

涉及病种近 26 种，其中溃疡、胃炎、功能性消化不良涉及较多：消化性溃疡、胃溃疡、幽门螺杆菌相关性胃炎、难治性溃疡、脂肪肝、疣状胃炎、慢性乙型肝炎、肝硬化、慢性萎缩性胃炎、功能性消化不良、溃疡性结肠炎、慢性胃炎、胃脘痛、慢性浅表性胃炎、慢性非萎缩性胃炎、糖尿病胃轻瘫、胃心综合征、肠易激综合征、胆汁反流性胃炎、肝硬化腹水、迁延性腹泻、非酒精性脂肪肝、大肠息肉、鸡皮样胃炎、慢性糜烂性胃炎、胃癌前病变。

4. 开展课题研究，积极申请专利

在科研方面，工作室协助的科研项目有"健胃消胀片对胃黏膜异型增生的干预研究""沉香籽油对非酒精性脂肪肝大鼠治疗作用的实验研究""消食理脾方配方颗粒与传统汤剂治疗胃癌前病变的疗效及安全性对比研究""升脾法对溃疡性结肠炎患者生活质量的影响""肠道毒素胁痛诱导肺泡细胞死亡在中医'脾虚'致'肺弱'中的效应机制"等多项课题，

均是对董明国的学术思想或其拟定的协定方的研究，相关课题汇总见表1-2。建设期内还获得了实用新型专利1项。

表1-2　名中医药专家学术思想研究相关课题一览表

立项编号	立项名称	工作室参与成员	第几完成人	立项等级	进度
20183015	沉香籽油对非酒精性脂肪肝大鼠治疗作用的实验研究	房志科	4	厅局	结题
20221421	从肠肝轴-菌群失调探讨加味小柴胡汤治疗代谢相关脂肪性肝病（MAFLD）的临床和试验研究	周正	4	厅局	在研
2022A1515220059	消食理脾方配方颗粒与传统汤剂治疗胃癌前病变的疗效及安全性对比研究	卢晓敏	2	省部	在研
20231368	基于"食毒"理论探讨消食理脾方对胃癌前病变的临床疗效及作用机制研究	卢晓敏	4	厅局	在研

5. 注重学术推广，扩大社会影响

在学术思想应用的推广上，董明国频繁受邀出席各级别的学术盛会与专业会议，包括国家级继续教育项目"脾胃病特色诊疗新技术培训班"及"粤港澳大湾区中西医脾胃消化病特色诊疗及消化内镜新技术培训班"，省级继续教育项目"脾胃病中医适宜技术新进展学习班"，以及继续教育项目的"东莞市消化、肝病论坛""中西医结合治疗肝病学习班""珠三角中医肝病论坛"等活动，每次授课均毫无保留地分享宝贵知识与经验，赢得了广泛的赞誉与好评。

除了在东莞市中医院国医馆设立的工作室与诊室进行日常诊疗及定期

出诊，董明国及其团队还在东莞市黄江医院设立了工作室分站，定期前往黄江医院中医馆坐诊，为更多患者带去健康福音。此外，他还秉持着普及健康知识、弘扬中医文化的热情，不定期前往贵州省铜仁市中医院梵净医馆、松山湖社区卫生服务中心及多个社区党群服务中心，举办健康讲座、开展义诊活动等，以实际行动将健康科普知识与中医文化的精髓传递给大众，深受社会各界的好评与欢迎。

（卢晓敏）

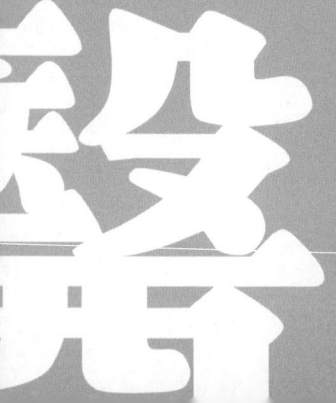

医理阐释

02

第一部分 中医辨证

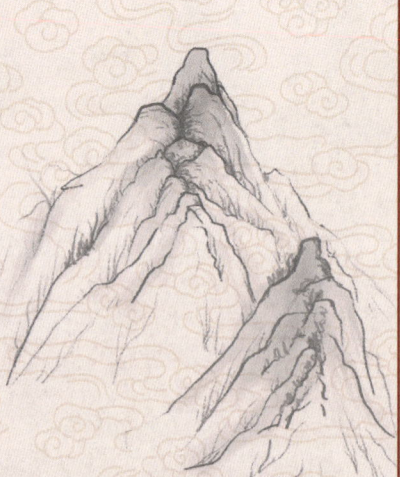

病因、病位、病势

中医学核心在于整体观与辨证论治，辨证精髓在于精准把握病机，即综合疾病的多方面特征（病因、病位、病性、病势）进行分析。相比之下，西医学病理聚焦于疾病过程中主要矛盾的动态变化。两者虽路径不同，但均深入探究疾病本质。从方法论看，西医病理基于分析思维，强调动态研究；中医辨证则蕴含综合思维，于动态中寻求稳态分析。因此，辨病与辨证的源头差异，根植于中西思维模式的迥异。现代学者借鉴西医病理理论，深化了中医病机学对病因病机等要素的理解，进一步丰富了中医病机学说的理论体系。

病因

临床上研究疾病，无论中医西医，均需探究病因、病位、病性及病势。西医明确区分细菌或病毒感染，病位判定依托解剖学，病性基于主要矛盾，如大叶性肺炎各阶段；病势则反映疾病进程，如从早期至晚期。中医则面临病因如"风寒"难直观，病位如"心主思"抽象，病性如寒热虚实模糊等挑战。但两者皆旨在全面把握病情，以助临床准确诊断。

病因学聚焦于疾病因果联系，自然科学高度重视此领域。因果联系即先行现象导致后续现象的必然关联，为现象间的合理解释。中医临床与自然科学、生活实践均寻求此联系。西医临床实践中，常通过直接观察分析探求因果关系，而中医则多利用间接综合推导。

中医与西医，作为世界医学宝库中的两大瑰宝，各自在探寻疾病原因的过程中，展现了人类智慧的不同面向。中医强调"审证求因"，这是一种基于间接综合推导的方法论，它利用东方哲学的深邃思维，跨越直接观察的局限，通过症状的综合分析，追溯疾病的根源。在古代综合时代的背景下，技术手段相对有限，中医凭借其独特的哲学思维，构建了辨证论治的体系，以智慧的火花填补了技术的空白。而西医，则诞生于工业革命之后的分析时代。这一时期，科学技术的飞速发展使得直接观察分析成为可能，并成为西医探寻病因的主要手段。西医强调对疾病本质的直接审视，追求病因的精确诊断，展现了分析时代的理性与严谨。

从哲学的视角审视，中医与西医在寻找疾病原因的方法上，各有千秋，互为补充。中医的间接综合推导，体现了人类思维的广度和深度，能够在信息不完备的条件下，通过智慧的火花照亮疾病的迷雾。而西医的直接观察分析，则彰显了人类科技的进步与理性的力量，能够在微观层面揭示疾病的本质。因此，我们不应以一种医学体系的标准来评判另一种，更不应排斥或贬低任何一种医学体系。中医与西医，如同人类探索生命奥秘的双翼，只有相互尊重、相互学习，才能共同翱翔在医学的蓝天之上，为人类的健康事业贡献更大的力量。

病位

中医对病位的认识，是中医理论体系中的重要组成部分，它关乎于疾病发生的具体部位、层次及病变的深浅。病位的准确判断对于指导临床治疗、预测病情发展、提高治疗效果具有重要意义。中医通过望、闻、问、切四诊合参，综合分析病情，以明确病邪侵袭人体后的所在位置，为后续的辨证施治提供依据。中医定位认知历经演变，《素问·五脏别论》中脏腑界定存分歧。岐伯以功能特性为标准明确脏腑，中医注重功能定位，辅以结构定位；西医则相反，侧重结构定位，功能定位次之。两者定位理念各具特色，均蕴含于哲学思想之中。

中医对病位的分类多种多样，但主要可以从空间、时间，以及模糊与特殊病位三个维度进行分类。空间性病位侧重于病变在人体内部的具体位置，如脏腑、经络、皮毛等；时间性病位则关注病变随时间的推移而发生的变化；模糊与特殊病位则是指那些难以明确归属具体空间或时间范畴的病变部位。

中医辨病位的方法主要包括望诊、闻诊、问诊和切诊。望诊通过观察患者的神色、形态、舌苔等来判断病位；闻诊通过听取患者的声音、气味等来辅助判断；问诊通过询问患者的症状、病史等来获取病位信息；切诊则主要通过脉象来推断病位的深浅、寒热、虚实等属性。四诊合参，综合分析，才能准确判断病位，为治疗提供有力依据。

病势

病势，简而言之，即疾病的状态及其变化趋势。它反映了疾病在其发展过程中的主要特点和方向，是中医辨证施治的重要依据。中医通过四诊合参，综合分析患者的症状、体征、舌象、脉象等信息，以辨证施治为核心原则，充分考量各种错综复杂的因素，以把握病势的走向，从而制定相应的治疗方案。

西医通常将病理过程分阶段，如大叶性肺炎四期，分期明确，治疗侧重消炎与对症辅助；中医则注重动态平衡，于变动中寻规律，辨"证"抓"病机"，强调现证病机单向性与传变转归多向性。例如，外感风寒或风热，路径虽异，终致邪热壅肺，需紧扣现证病机。疾病发展受体质、治疗、气候等多因素影响，随时生变，体现在正邪盛衰、阴阳变化、急缓轻重、升降出入、传变规律等各个方面。中医对病势的深入理解在临床实践中具有重要意义。通过准确判断病势的走向和变化规律，中医能够制定出更为精准的治疗方案，提高治疗效果和患者的生活质量。

（卢晓敏）

❖ 病因辨证与审证求因

董明国发现，目前临床上，中医临床诊疗过程中存在着辨证不确定、处方用药不同、疗效无法判定的问题。同一疾病，不同医师辨出不同证型，同一中医师对于同一患者不同时间辨证出的证型亦不同；不同中医师用药差异大，即使相同证型处方亦不同；且疗效无法评定。针对这些问题，董明国认为应从病因辨证。

北京中医药大学东直门医院的姜良铎教授提出，有是证用是药只是初级水平，中医治病是从整体着眼，证候只是疾病外在的反映，可观察的证候只是反映疾病的大体状况，对状态的病因没有体现，而我们在论治时对病因是不能忽视的。[1] 秦伯未先生说："辨证论治不是中医的最高理论，是中医基础理论指导下的方法论。"另外，中医的基本理论是阴阳五行、脏腑经络，其中整体观念贯穿始终，然而我们现在恰恰是对整体观念及经络辨证等内容重视不够。[2] 劳绍贤教授也十分重视病因辨证，他认为重视病因病机的治疗是产生证候的根源；他将中医的病因概括为：饮食不节（暴

---

[1] 王春勇. 姜良铎教授学术思想与临床经验总结和从三焦论治萎缩性胃炎理论及临床研究[D]. 北京：北京中医药大学, 2016.

[2] 阚湘苓, 王玉兴. 从《秦伯未医文集》看其辨证思维[J]. 天津中医药, 2005（2）：141-143.

饮暴食、烟、酒、茶、药物、减肥)、情志不畅(紧张、抑郁)、外邪犯胃(寒、湿热)、体质因素(遗传、体质虚实)。[1]综上大家的理论，董明国提出：只有针对病因病机进行治疗才是中医治病本质，才能突破辨证论治的局限。

仲景的外邪致病、东垣的升降理论开了辨病因病机的先河。

仲景在《脏腑经络先后病脉证第一》篇中指出："千般疢难，不越三条。一者，经络受邪，入脏腑，为内所因也；二者，四肢九窍，血脉相传，壅塞不通，为外皮肤所中；三者，房室、金刃、虫兽所伤。以此详之，病由都尽。"[2]

在上述原文中仲景虽把杂病的病因主要概括为3种类型，但前两类发病原因均是感受外邪，由此可见仲景认为外邪是引发杂病的主要原因。

东垣则根据"天人相应"之理，认为人身心肺在上，肝肾居下，强调脾胃为元气之本，更是将"阳升阴降"说建立在脾胃升降的基础上，认为脾胃的升降乃是一身阴阳之气升降的关键，精气的升降都依赖于脾胃居中的枢纽作用，遂提出其具有特定内涵的"脾升胃降"说。

其云："胃为水谷之海，饮食入胃，而精气先输脾归肺，上行春夏之令，以滋养周身，乃清气为天者也；升已而下输膀胱，行秋冬之令，为传化糟粕，转味而出，乃浊阴为地者也。"[3]

由此可见，脾主运化，胃主收纳，二者同为仓廪之官，共奏水谷精微运化之功。清阳为天，浊阴为地，脾为土脏，主升清，虽体阴实为阳之用也，

---

[1] 梁艺枫. 劳绍贤教授学术理论初步研究[D]. 广州：广州中医药大学，2017.
[2] 张世霞，邢宇红，吴晋英，等.《金匮要略》之外邪致病说[J]. 山西中医学院学报，2011，12(3)：4-6.
[3] 刘燚，王海军. 阴阳升降理论探析与启迪[J]. 上海中医药杂志，2018，52(11)：32-35.

脾胃思辨：审证求因精准诊疗

将水谷精气上奉于心肺，心肺又把营养物质如雾露般灌溉四周，即表现为脾之"清阳上升"；同时，胃主降浊，将受纳过程中所产的糟粕向下传递，终排出体外，是为"浊阴下降"。在这整个过程中，脾胃居于主导地位，有升而后有降，脾之阳气的升发显得尤为重要，倘无脾阳之升发，水谷精气则无从化生气血，精气正常的升降运行亦无从谈起。故而，东垣"阳升阴降"理论认为，阴阳升降运动主要是依靠脾胃化生和传输水谷精微物质来进行调节的。脾胃功能的正常与否直接决定了人体脏腑阴阳升降是否正常，从而影响到他脏的气机变化，如脾主升的功能正常则肝气主升的功能正常，胃主降的功能正常则心肺胆主降的功能亦正常。[1]

关于审证求因的定义，学界大都认为，审证求因是指中医在整体观念的指导下探求病因，除考虑发病过程中可能的客观基础，主要依据临床表现，系统收集、分析症状与体征，以此推求病因，为治疗用药提供依据。这种方法亦称为"辨证求因"，它是中医探究病因的主要方法，也是中医病因学的一个主要特点。[2]

审证求因思维方法源于《周易》，在历史长河里，历代医家持续完善，最终发展为中医学认识疾病病因的独特主要方法。[3]

宋代著名医家陈无择在《三因极一病证方论》中指出："凡治病，先须识因，不知其因，病源无目。"

这说明中医先贤对审因论治的重视，也说明审证求因在诊病中的重要性。治病必求于本，临床诊病应当找出疾病发生发展的根本原因，并

---

[1] 王国庆，耿良. 李果"补脾胃"思想治疗鼓胀临床应用[J]. 中医学报，2018，33（12）：2355-2357.

[2] 黄兰英，李其忠. 审证求因的理论研究概述[J]. 广西中医学院学报，2009，12（1）：63-65.

[3] 黄兰英，李其忠. "审证求因"源流探析[J]. 吉林中医药，2010，30（3）：185-187.

从消除病因入手，从根本上消除病症，而非一味地用药物消除症状。疾病的发生发展大都通过症状表现出来，但这些症状大都只是疾病的表象，并非疾病的本质。只有透过现象深入探究，才能找到疾病发生的根本原因，从而确定正确的治疗方案。而这种治疗方案不只是组方用药，也包括其他调节手段，如情志疏导、健身锻炼、饮食调整等。由于一种疾病常常是多种因素引发的，因此，为患者提供综合治疗方案，才有可能根治各类疾病，有了审证求因便会使治疗措施（不仅是临床用药）更有针对性，治疗内容更加丰富。重视审证求因有利于治病求本，彻底治愈疾病，不除病因的治疗常常能暂时起效，但药停则复发，不能根治。董明国也认为，治病必求于本，证候只是特定时间、状态、人群外在表现，会随时间、状态而变化，只有做到审证求因，找寻疾病发生的最主要原因，疾病才有被治愈的可能。

审证求因是坚持中医整体观的要求，是较高临床诊治水平的体现，只审证不求因的做法会对治疗产生不利影响。因此，要提高对审证求因的认识水平，重视审证求因在临床实践的广泛应用，从而显著提高诊治水平与临床疗效。

（卢晓敏）

❖ 脏腑的分层辨证思想

在提出上述病因辨证与审证求因的辨证方法后，董明国又提出分层辨治的思想。

脾胃内外皆易受邪

董明国认为，宏观上，之于宇宙，人类何其渺小，但宇宙特别是太阳系里各种天体的运行对人类赖以生存的环境、气候及人类本身的影响，却是巨大的。人类及各种生命体都是大自然的产物，而中医就是通过宏观宇宙研究人体微观的一门学问。中医的五脏六腑形成了人体的小宇宙，与浩瀚宇宙中的太阳系相对应。在太阳系中，五颗行星（金星、木星、水星、火星、土星）分别对应着五行学说中的五脏（肺、肝、肾、心、脾）。太阳系作为一个巨大的系统，其能量和物质的相互作用原理与阴阳五行理论相似。同样，人体生命系统也符合这种生成结构，因此阴阳五行理论被广泛应用于中医。当生命体降生的瞬间，五行能量系统就分别作用于五脏，并在阴阳能量的作用下，使生命体产生生物电能和生物磁能，五脏开始产生神、魂、魄、意、志五种精神；怒、喜、思、悲、恐五种情志；仁、义、礼、智、信五种品德。五脏相生相克，若五脏失衡，则杂病丛生。

董明国还认为，除了中医五行可与太阳系中的五大行星可对应，中医的三焦辨证与六经辨证体系亦可与太阳系中星体运行的距离与运行轨道相对应。熟悉太阳系的读者都知道，离地球由近到远的七大行星依次为水星、金星、火星、木星、土星、天王星、海王星。以人体的五脏进行类比的话，将地球比作人本身，太阳是生命的核心部分，即元阳，由里到外，水星离太阳最近，对应肾脏；其次是金星，对应肺脏，居中是火星，对应心脏，再次是木星，对应肝胆；而最外面的行星是土星，对应脾胃。最易受外界干扰的，最不稳定的是轨迹在最外面的行星。同理，五脏中最易受外界干扰的不是居上焦的心肺，而是居中焦的脾胃。脾胃功能越稳定，人体系统就越稳定，这与张仲景提出的"四季脾旺不受邪"的观点不谋而合。

星体运行所致的气候变化及五行规律属于宏观，尤不可控。在微观上，随着科技进步，人类在衣食住行各方面得到更好的保障，卫生保健知识也大幅度提升，加之空调、加湿器等科技产品的问世，人类生存的环境得到了极大的改善。但是，疾病谱在不断改变，感染性疾病发生概率及频率大大降低，但肿瘤等内伤疾病却逐渐"张牙舞爪"。特别是饮食、情志等看似人为可调节，却不知不觉对人类健康产生了巨大的影响，发展为威胁健康的"头号隐匿杀手"。

饮食与情志因素最先影响的正是脾胃功能。因此，董明国认为五脏分为三个层次。第一个层次，由肝、脾、胃这些腹腔的脏腑组成，相当于中医的气分，因情志、外邪等因素会首先侵犯肝脾胃三脏，故而临证的第一步在于辨证祛除外邪、情志等因素，而不是辨病。例如，董明国曾治疗过一个溃疡性结肠炎急性发作的患者，他没有拘泥于传统，而是根据患者的舌脉辨证，认为患者是寒湿困脾，给予患者一个星期的藿香正气散原方，最后疗效非常好，脓血便下来了。第二个层次，由心、肺这些胸腔的脏腑组成，相当于中医的血分，董明国注重通过中医舌脉诊治疾病，当患者出现舌苔暗紫，舌下瘀络明显，脉涩等情况，他常用丹参饮来治疗脾胃相关的疾病。第三层次，即指肾（命门），疾病后期，久病及肾，则当以扶正为主，董明国治病的最后一步一般会助患者固肾，常用的方剂有左归丸、逍遥补肾汤、苁蓉牛膝汤、潜阳丹等。

肝脾胃治之有法

董明国深谙五行生克乘侮中，又以肝犯脾为最常见。中医经典著作《临证指南医案》专设"木乘土"一门，并非无因。

《素问·至真要大论篇》载："厥阴司天，风淫所胜……民病胃脘当心而痛。"

叶天士最早提出肝气致胃脘痛。

叶天士在《临证指南医案》中言："肝为起病之源，胃为传病之所。"

现代医学研究表明，由于消化系统的运动和分泌功能主要受自主神经系统和内分泌系统的调节，而这两个系统的中枢与情感中枢的皮层下整合中心处于同一解剖部位，故其易受内外环境刺激及情绪因素的影响。[1] 许多人长期处于精神紧张、心情抑郁的状态，以致肝气不得舒展，日久必致肝郁克土，土气既弱，便出现胃痛、痞满、腹泻、便秘、嗳气、反酸、脘胀纳差等症状。[2] 此类疾病可分属于西医学的消化性溃疡、慢性胃炎、肠易激综合征、功能性便秘、胃食管反流病、功能性消化不良等病。若确由情志因素引起，则病程日久又可反过来加重患者原有的不良情绪，导致患者出现失眠、抑郁、焦虑等更为严重的心理疾病，两者互为因果，相互影响，使此类疾病症状反复，缠绵难愈。[3] 针对此类情况，董明国提出了治肝六法、治胃五法、治脾七法。

治肝六法：分别是以龙胆泻肝汤为代表方的泻肝法，以和肝丸为代表方的和肝法，以柴胡剂为代表方的疏肝法，以天麻钩藤饮为代表方的平肝法，以一贯煎为代表方的养肝法及以二至丸为代表方的滋肝法。

治胃五法：分别是以麦门冬汤为代表方的养胃法，以生姜、良附丸、小建中汤、理中汤为代表方的温胃法，以健胃消胀片为代表方的消胃法，以石膏、知母等药物为代表方的清胃法及以益胃汤为代表方的益胃法。

治脾七法：分别是以补中益气汤为代表方的补脾法，以香砂六君子汤

---

[1] 姚宏昌. 重视消化系统心身疾病的研究［J］. 中华消化杂志，2001，21（3）：4-5.
[2] 吕林，王静，罗仕娟，等. 黄穗平治疗慢性萎缩性胃炎经验［J］. 广州中医药大学学报，2014，31（6）：1002-1004.
[3] 李小燕，蒋璐，黄穗平. 黄穗平教授辨治脾胃病［J］. 新中医，2015，47（8）：296-298.

为代表方的运脾法,以参苓白术散为代表方的健脾法,以温脾汤为代表方的温脾法,以黄土汤、归脾饮为代表方的摄脾法,以缩脾饮为代表方的缩脾法及以太子参、五指毛桃之品为主的养护法。

三维立体球运动

针对脾胃诊疗学,董明国又提出脾胃生理功能有其运动规律——"球"的概念,脾气主升,胃气主降,在脾胃生理功能球运动的基础上,观察脾胃病症状变化的球运动,并找寻病因,针对病因(如感邪、脏腑功能失调、动力不足)进行治疗,以达到药到病除的目的。

(卢晓敏)

第二部分 脾胃学说

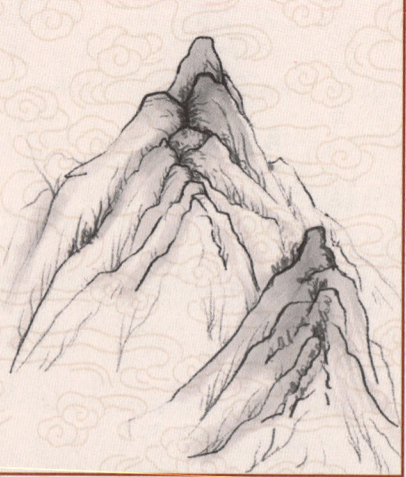

治脾不疏肝，非其治也

《金匮要略》云："夫治未病者，见肝之病，知肝传脾，当先实脾。"

由此可见肝和脾胃之间关系密切。从生理上，肝主疏泄，脾主运化，肝主疏泄分泌胆汁，输入肠道，帮助脾胃对饮食的消化。脾主运化，为气血生化之源。脾气健运，水谷精微充足，才能不断地输送和滋养于肝，肝才能得以发挥正常的作用。从病理上，木土相克，肝病及脾，肝木乘脾而肝脾不调，肝胃不和。肝木的疏泄功能失调，极易横逆克犯脾土，导致脾胃功能的失常，见胸胁、胃脘胀痛、易怒、郁闷、嗳气吞酸食少、腹泻、大便失常等症状。或为脾病传肝，土反侮木，而土壅木郁。脾土的壅滞和气机的升降失调，也易影响肝木的疏泄功能，见黄疸、脘腹痞闷、呕恶厌食、便溏、尿黄症状。因此，董明国认为治脾不治肝，非其治也。

（卢晓敏）

调补齐用起沉疴

董明国认为"脾胃为元气之本""脾胃为人体气机升降出入之枢纽"。因脾胃病的发生大多存在气机失调，脾胃虚弱等情况下，故在临证中多以"治脾不疏肝，非其治也"为特色，治法以甘平补脾为主，须佐以疏肝。喜用半夏泻心汤、枳实消痞丸、培脾疏肝汤等调补并施之剂。其中，培脾疏肝汤是董明国的老师何炎燊（以下尊称何老）根据多年临床体验厘定，即将参苓白术散加减，合四逆散化裁为复方：太子参、白术、茯苓、炙甘草、山药、扁豆花、陈皮、春砂仁、黄芪、石斛、糯稻根须、麦芽、柴胡、白芍药、枳壳。参苓白术散乃甘平补脾之主方，何老去方中之莲子、薏苡仁、桔梗，加黄芪补脾气，石斛养脾阴，麦芽、糯稻根须助消化，方意周匝。经方四逆散乃疏肝解郁之祖方。董明国用"补脾疏肝汤"治各种脾虚肝郁之症，皆有良效。

日本医师和田东郭所著之《蕉窗方意解》说："余用此方治痰症及杂病多年。治种种异症，不可胜计，真稀世之灵方也。"

（卢晓敏）

一脏一腑，脾胃分治

脾和胃的生理病理不同

脾胃者，后天之本，化生气血。脾胃同处中焦，互为表里，以经络相连。生理上脾主升清，胃主降浊。脾主升清，是指脾具有把精微物质上输心肺，从而化生气血、营养全身的功能。胃主降浊，是指食物进入胃腑，通过胃的腐熟后，必须下行入小肠，进一步消化吸收。病理上若脾不升清，或清气下陷，就会产生头晕目眩、泄泻、脱肛、内脏下垂一类的症状；若胃气不降，气逆于上，就会产生嗳气、恶心、呕吐等症状。

《素问·阴阳应象大论》所言："清气在下，则生飧泄。"

除了生理病理方面的差异，脾和胃的特性也各不相同。

胃喜通恶滞，脾喜补恶攻。脾属脏，五脏主藏精气，满而不能实。胃属腑，六腑以通为用。因此，董明国认为补脾寓通，静中有动，不可纯补，治胃以通降为要，滞则气结，食停不化。

胃喜润恶燥，脾喜燥恶湿。脾为阴脏，犯病多内伤不足，主要向阴、寒、虚的方面转化。因胃为阳腑，犯病多外邪有余，主要向阳、热、实的方面转化，故董明国认为治脾宜温，温能通阳，寒则损阳。治胃宜凉，凉能清润，热则伤津。胃为燥土，性燥喜柔，只有胃阴充足，胃腑才能腐熟水谷，若燥邪过盛，伤津耗液，就会产生口干、咽燥等临床表现。因脾为湿土，湿盛则困脾，若湿邪壅盛，困遏脾阳，便会产生肢重倦怠、嗜卧懒言、舌苔厚腻等临床表现，故董明国认为治胃宜润，治脾宜燥。

脾胃分治

脾胃分治思想是中医理论体系的重要组成部分，其根源于《黄帝内经》，后经历代医家不断发展完善，至清代叶天士重视胃阴，倡导脾胃分治，使脾胃学说成为一个完整的理论体系。[1]

李东垣认为，人体的生命活动从根本上讲是元气的升降出入运动。脾胃居中州，是精气升降运动的枢纽。

《脾胃论·天地阴阳生杀之理在升降浮沉之间论》中云："万物之中，人一也，呼吸升降，效象天地，准绳阴阳。盖胃为水谷之海，饮食入胃，而精气先输脾归肺，上行春夏之令，以滋养周身，乃清气为天者也；升已而下输膀胱，行秋冬之令，为传化糟粕，转味而出，乃浊阴为地也……或下泄而久不能升，是有秋冬而无春夏，乃生长之用陷于殒杀之气，而百病

---

[1] 张志威，管佳畅，沈正先，等. 脾胃分治思想的源流与临床应用[J]. 环球中医药，2014（8）：622-623，624.

皆起。或久升而不降，亦病焉。"

李东垣把《黄帝内经》升降理论具体运用到了脏腑。脾属太阴主升运，将水谷精微之气上输心肺，流布全身；胃属阳明主降纳，使糟粕秽浊从下而出，一升一降，使人体气机生生不息。李东垣重视脾胃的升清降浊作用，提出"清浊之气皆从脾胃出"，若脾胃升降功能失常，则百病由生，此即"损伤脾胃，真气下溜，或下泄而不能久升……而百病皆起"之意。由此可见，李东垣的脾胃学说不仅从脾胃生化之源来立论，而且从脾胃阴阳升降与人体整体关系角度展开，强调脾升胃降是全身气机的枢纽。他还认为，脾气升发占主导地位，居主要矛盾。只有脾气升发，水谷之气才能上行，阴火才不致上乘，元气才会充沛，人体才能健康无病。

董明国十分认同李东垣的辨证思路，他将脾升胃降的升降理论作为治疗脾胃病的总原则。他认为，升降出入是人体的根本，脾胃则是气机升降出入的中枢，"出入废则神机化灭，升降息则气立孤危"，升降出入是我们治病的基础。

董明国在长期大量临床实践的基础上，结合相关书籍的启发，认为脾和胃的生理、病理、特性各不相同，从而建立了自己对胃肠疾病辨证论治的认识，他主张一脏一腑，脾胃分治，根据脾胃各自功能特点进行治疗，同时兼顾另一个脏器受到的影响，发挥脾胃的枢纽作用，调畅人体气息，使得气血冲和，百病不生。

《素问·太阴阳明论》中记载："太阴阳明为表里，脾胃脉也，生病而异者何也？"

（卢晓敏）

三维动态诊治疾病

整体观念，宏观角度

中医诊治疾病讲究整体观念，宏观角度，"因时、因人、因地制宜"，董明国亦认为"医学研究不能脱离地理环境、社会环境、个人体质，应该因时、因地、因人制宜地去研究疾病和治疗疾病。"岭南地处五岭之南，全年天气炎热，潮湿多雨，其民多喜食凉饮冷。董明国认为，受自然环境的影响及饮食习惯的不同，广东人的体质与北方人略有不同，以脾虚湿热型多见，因此在用药时常结合岭南的地理特点，增加健脾化湿的药物，充分体现了因地制宜的诊疗思路。例如，董明国擅长用五大正气散健脾祛湿，该方是从不同的侧面除湿。一正气散除内湿，四正气散既除内湿又除外湿，五正气散则加入消食药以消食祛湿。董明国针对患者"湿"的不同类型，选用不同的方，体现了因人制宜。此外，董明国在临床诊治中还会应用五运六气学说，充分体现了因时制宜。

《素问·六节藏象论篇》云："不知年之所加，气之盛衰，虚实之所起，不可以为工也。"

五运六气学说是古人探讨自然变化的周期性规律及其对人体健康和疾病影响的一门学问，它体现了中医学"天人相应"观念。董明国认为，五运六气学说一方面可以预测一年的气候变化和疾病发生流行的一般情况，可以推测气候变化和疾病流行的大致情况；另一方面可以预测各年的气候变化和疾病流行的特殊情况，提供预防疾病和临床诊断治疗等各方面的重要参考。例如，在 2021 年的春天，董明国就结合五运六气学说，拟应对新型冠状病毒感染的方剂。他认为当时处于辛丑年岁二之气：春末夏初（春分日至小满前）"二之气，大火正，物承化，民乃和，其病温厉大行，远近咸若，湿蒸相薄，雨乃时降。"他认为此时段自春分开始，少阴君火主客同气相助，天气转热，万物得以阳光普照而生化成长，人体内的阳气与此时的天之阳气相和。但该年段运气的气候特点是湿热相辅，易发生瘟疫大面积流行，波及范围也会很广。因此结合疫情的特点，董明国针对风温之风热夹湿，邪犯肺卫证型，予活人败毒散；针对气分证时，予以升降散合小续命汤。

病势病位，把握趋势

董明国认为西医在判断病势方面很有优势，常结合临床医学先进的生理病理学理论进行临床诊治。例如，慢性胃炎发展到胃癌可分为四步：第一步是慢性浅表性胃炎；第二步是慢性萎缩性胃炎；第三步是肠上皮化生、异型增生；第四步是胃癌。董明国认为西医关于胃炎的认识能帮助他了解患者的病情正处于疾病发展的哪一步，做好风险评估，以便采用中医的手段阻断疾病的进展。例如，董明国认为萎缩性胃炎合并胃黏膜非典型增生、肠上皮化生等癌前病变，属于中医学的血瘀证，善用活血化瘀法来治疗。

抓大放小，辨证论治

董明国看病速度非常快，一天最多能看 70 个患者。他觉得自己看病速度快的秘诀是善于抓大放小，而且临床辨证论治的关键在于舌脉。董明国临床诊治时习惯于先望舌，根据患者的舌象，判断虚证、实证，以及外邪是"风、寒、暑、湿、燥、热"中的哪一个，再根据患者的脉象，判断内外邪是否在正常范围内，从而得出患者的证型，审证求因，反推患者的病因和病势病位。

执简驭繁，三维辨证

董明国临床逾三十载，在漫长的行医过程中，形成了"抓主证，重病机，病证结合"治疗疾病的辨证论治思维特点。在脾胃病的辨治过程中，也将此辨证思维贯彻始终。他认为应该根据患者的具体病情分析，不能一概而论，关键是在辨虚实、辨寒热、辨脏腑的三维立体辨证基础上，灵活运用中医治疗八法多层次、多靶点治疗。不能拘泥于传统的辨证论治，例如，中医在治疗某种病时，最常用的方法就是制定常见辨证分型，一一列举，过于条条框框；有名医名家结合自身经验，用自拟方或经验方加减，一方通治，不能充分体现中医辨证施治的精华特点；也有人根据疾病进展分期论治，但单纯以中医症候进行分期归类可能过于片面。董明国在临证时强调整体观与个体化的结合，人和环境在变，证也在变，必须抓住主证进行辨证施治，根据该病的发生发展规律总结出辨证三大要诀：辨虚实、辨寒热、辨脏腑。在临床辨证过程中，灵活运用三大要诀，化繁为简，如同画球坐标一样，用虚实定纬线，用寒热定经线，用脏腑定刻度，就能把该病的辨证精准定位。在辨虚实的过程中，需谨记虚实夹杂常见，偏实偏虚易辨，而大实有羸状或虚者有盛候时则要警惕。

《顾氏医镜》："聚积在中，按之则痛，色红气粗，脉来有力，实也；甚则默默不欲语，肢体不欲动，或眩晕昏花，或泄泻不实，是大实有羸状。"

《医宗必读·疑似之症须辨论》："脾胃损伤虚也，甚则胀满而食不得入，气不得舒，便不得利，皆至虚者有盛候也。"

辨虚实如此,辨寒热亦然。而在辨脏腑方面,则是根据中医证候特点与病程长短,把疾病分为初期、中期及后期,便可辨别病进深度及所侵犯之脏腑。例如,根据溃疡性结肠炎的病程长、易反复发作的特点,认为本病脾胃虚损为本,初起多以湿热壅滞肠胃为主,病情进一步发展则可致气滞血瘀,最后则出现脾肾两亏。

(卢晓敏)

脾胃病创新理论

食毒致病理论

即使是健康的有机食物或补益强身的保健食物,如果没有注意食物的温度、比例搭配、进食的时机等,均可引起食毒致病。

在中医药的广阔领域中,对于慢性萎缩性胃炎、代谢相关性脂肪性肝病等疾病的探索,长期以来主要聚焦于病机和证候的辨析。然而,对这些疾病现代中医病因学的深入研究却相对缺乏,这成了中医药现代化发展道路上的一个重要瓶颈。面对这一挑战,董明国及其研究团队,在丰富的临床实践中,独辟蹊径,提出了"食毒"理论,为中医药治疗这些疾病提供了新的视角。

"食毒"理论,顾名思义,主要关注的是因饮食不当而引起的内在毒素积累。它强调了病从口入的观点,认为代谢障碍的源头往往在于饮食失宜。在现代社会,随着生活水平的提高,人们的饮食习惯发生了显著变化,偏嗜肥甘厚腻、高糖、高盐、高脂、嗜酒、食品过度加工、过饱等现象愈发普遍。这些不良的饮食习惯，不仅导致了脾胃功能的紊乱，更是诸多慢性疾病的诱因。

董明国及其团队在临床实践中发现，许多脾胃疾病，如慢性萎缩性胃炎、溃疡性结肠炎、代谢相关性脂肪性肝病等，其发病根源都与饮食失宜密切相关。饮食不节（过饥、过饱）、饮食不洁、饮食偏嗜（偏嗜五味、肥甘厚味、酒食等）、饮食失衡（饮食结构不合理）、饮食失温（饮食过寒过热）等因素，都在不同程度上导致了疾病的发生。

为了更深入地阐述"食毒"理论，我们可以引用古代医籍中的相关论述。

《黄帝内经》中描述："甘肥贵人则膏粱之疾也，其民华食而脂肥。"

这句话明确指出，富贵之人因饮食过度肥甘，易患"膏粱之疾"，即因饮食不节而引起的疾病。

《临证指南医案》中也记载："而但湿从内生者，必其人膏粱酒醴过度。"

这进一步强调了过食肥甘厚味和饮酒对体内湿邪的生成有着直接影响。此外，《景岳全书》中对腹中积聚的辨析也为我们提供了有力的证据。

"凡腹中积聚之辨，乃以饮食之滞，留蓄于中，或结聚成块，或胀满硬痛，不化不行，有所阻隔者，乃为之积。"

这说明饮食不当引起的食物滞留，是导致腹部积聚、胀痛等症状的重要原因。

《灵枢·百病始生篇》所讲"湿气不行，凝血蕴里而不散，津液涩渗，著而不去，而积成矣。"

强调了脾胃功能失常在众多脾胃疾病形成中的重要性。脾胃为气血生化之源，脾升胃降的生理特性更是人体气机升降的必要枢纽。

《素问·阴阳应象大论》言："清阳出上窍，浊阴出下窍；清阳发腠理，浊阴走五脏；清阳实四肢，浊阴归六腑。"

脾胃功能受损，清阳不升、浊阴不降、清浊难分，病理产物（痰饮水湿、瘀血）不能从正常途径排出体外，转化为痰浊膏脂，积聚于肝脏，发为此病。

《素问·痹论》所述："饮食自倍，肠胃乃伤。"

过度饮食会损伤肠胃功能，导致气血生化之源受损，脾升胃降的生理特性受到影响，从而使得病理产物（痰饮水湿、瘀血）不能从正常途径排出体外，转化为痰浊膏脂，积聚于脾胃三焦及肝胆，积久成疾。

针对这些问题，董明国及其研究团队提出了消食理脾法，通过调理脾胃功能，改善饮食习惯，从而治疗慢性萎缩性胃炎、代谢相关性脂肪性肝病等疾病。这一方法在临床实践中取得了显著成效，不仅体现了中医药治疗疾病的独特优势，更为中医药的现代化发展提供了有力的理论支持和实践经验。

"食毒"理论不仅为我们揭示了饮食失宜与脾胃疾病之间的密切联系，更为我们提供了一种全新的治疗思路。通过深入研究和临床实践的不断验证，相信中医药在治疗脾胃疾病方面将展现出更加广阔的前景。

防自溃机制

董明国根据多年临床救治危急重症的经验，发现疾病的急性加重期及后期，一旦发生脾胃功能受损或衰退，首先表现在胃肠黏膜的自我攻击，形成黏膜损伤，重者形成溃疡，继而整个脾胃功能崩塌。急如急性胃黏膜损伤，重如心脑疾病活血化瘀太过，慢性疾病如溃疡性结肠炎、克罗恩病等迁延难愈，均表现为溃疡形成、脾胃运化功能受阻。

董明国创造性提出上述现象为人体在应激状态下的胃肠黏膜存在"自溃机制",并提倡用温阳扶正以防自溃。

降胃气理论

降胃气法是治疗脾胃病的基本大法。《黄帝内经》奠定了降胃气为治疗脾胃病的理论依据。

《素问·六微旨大论》曰"非出入,则无以生长壮老已,非升降,则无以生长化收藏。是以升降出入,无器不有,故器者,生化之宇,器散则分之,生化息矣。故无不出入,无不升降。"

没有升降出入就没有生命活动,故曰"出入废则神机化灭,升降息则气立孤危。"可见在维持机体正常生理活动中气机的升降出入的平衡是非常重要的。脾胃同居中焦,互为表里,脾主化,胃主纳,一升一降,共同承担生化气血的功效。

《素问·经脉别论》云"饮入于胃,游溢精气,上输于脾。脾气散精,上归于肺,通调水道,下输膀胱,水精四布,五经并行。"

由此可见,脾胃乃气机升降之枢纽。脾胃的升降与胃肠动力关系非常密切,脾气健旺,精微得运,始能升清,以助胃通降。脾升是胃降的前提,胃降是脾升的保证,只有清气正常上升,浊气方得以更好地下降,而浊气之降更促使清气之上升,相得益彰。脾升胃降协调作用,共同完成水谷的受纳、腐熟、运化、输布全部生理过程。病理上,升降有序是胃肠道运动的根本。

《素问·六微旨大论》中"死生之机,升降而已。"

强调了气机升降的有序与否直接关系到人体生命活动的进行，也直接关系到人体消化系统的一个重要生理功能，即胃肠动力。《黄帝内经》不仅首次阐明气机的升降出入的重要作用及脾胃为气机升降之枢纽。对脾胃气机失降的病因病机及临床表现等方面也有诸多论述。

《素问·太阴阳明论篇第二十九》中提出了脾胃病的总病机为"阳道实，阴道虚"，并曰："故犯贼风虚邪者，阳受之；食饮不节，起居不时者，阴受之。入六府（腑），则身热不时卧，上为喘呼；入五藏，则填满闭塞，下为飧泄，久为肠澼。"

从中说明了脾胃传输失职，升降失调，可致五脏六腑皆病之理。因脾胃失降所致的临床表现及病因病机亦有不少描述。说明该病与木气偏胜，肝胃失和有关。

《素问·至真要大论》中提及"厥阴司天，风淫所胜……民病胃脘当心而痛，上支两胁，鬲咽不通，饮食不下。"

《素问·举痛论》亦提及"寒气客于肠胃，厥逆上出，故痛而呕也。"

该书则指出寒入侵胃脘，引起气血壅滞而出现胃痛、呕吐等症。从中反映，脾胃病证的病机大多由饮食积滞、外邪入侵、肝气犯胃而致脾胃升降失调，气滞胃肠为主，故治疗应着重调畅气机升降，以降为主，降中寓升。

此外，在《黄帝内经》首先奠定了降胃气为治疗脾胃病的理论依据的基础上，张仲景的《伤寒杂病论》灵活运用降胃气的理论以辨证施治，与《黄帝内经》多处散载脾胃的病因病机、临床表现及治疗的相关论述不同，首创了脾胃病的证候分类，提出实则阳明胃，以"胃家实"为纲，立三承气汤以治之；虚则太阴脾，以"腹满，食不下，自利"为纲，创理中丸以治之。

充分体现了其遥承《素问·太阴阳明论篇第二十九》中"阳道实,阴道虚"之论。

另条文中论述脾胃的内容颇丰,涉及脾胃的方剂几乎占四分之一,是脾胃理论指导临床之肇源。其中不乏降胃气思想之体现。综观《伤寒杂病论》全书,胃气失降主要表现为胃失通降和胃气上逆两方面。论述胃失通降的条文如下。

《金匮要略·腹满寒疝宿食病》第11条:"痛而闭者,厚朴三物汤主之。"第13条:"腹满不减,减不足言,当须下之,宜大承气汤。"

此两条皆指实热、燥屎内结胃肠,气机受阻,致使胃失通降,而见腹满、腹痛、便秘等症。胃气上逆的相关条文如下。

《金匮要略·呕吐哕下利病》第17条:"食已即吐者,大黄甘草汤主之。"

因胃肠实热积滞,腑气不降,上逆为呕吐,乃水饮扰胃,胃气上逆则呕。故张仲景顺应脾胃气机升降之性,逆者降之。相关如下。

《金匮要略·呕吐哕下利病》第12条:"诸呕吐,谷不得下者,小半夏汤主之。"

水饮内停,气机失调,上逆则出现呕吐,用小半夏汤降逆止呕,引水下行。

《伤寒论·阳明病篇》第243条:"食谷欲呕,属阳明也,吴茱萸汤主之。"

中焦阳虚,浊阴上逆,以致食谷欲呕,以吴茱萸汤温中和胃,降逆止呕。其组方选药遵循降胃气之理,在《伤寒杂病论》中常以药性之升降作用于脾胃,通过温降、泄热降浊、辛开苦降以期恢复脾胃之升降。

《伤寒杂病论》以脾胃为本的思想,贯穿六经辨证的始终,可谓脾胃学说的先河,为脾胃学说的形成和发展起到承前启后的重要作用。降胃气理论在调理脾胃气机方面的重要性，经后世医家临床验证，该理论持续发展并日臻完善。特别是金元四大家中的补土派李东垣和攻下派的张从正。补土派李东垣在其师脏腑病机学说和《黄帝内经》有关论述启示下，认为"土为万物之母"。在传统的伤寒学说基础上，提出内伤学说，先著《内外伤辨惑论》再著《脾胃论》，强调"人以胃气为本"从而开创了中医对脾胃的认识及高度重视。他强调脾胃在精气升降中的重要作用，如《脾胃论》天地阴阳生杀之理论篇中提到"胃为水谷之海，饮食入胃，而精气先输脾归肺，上行春夏之令，为传化糟粕，转味而出，乃浊阴为地者也。"可见脾胃健运，升则上输心肺，降则下归肝肾，才能维持正常升降运动；若脾胃升降失常，则内而五脏六腑，外而四肢百骸，皆不得营运之气，而百病生焉。脾胃论学说以此推向高峰。此外，李东垣以脾胃为元气之所出，相火为元气之贼，因而发明了升阳泻火和甘温除热的用药法度，补中益气汤是其代表方。方中主要体现了补脾益气，升阳调中，使脾气健运升降有序，气机畅达，阳郁得解则身热自除，浊阴自降。故补中益气汤堪称升清降浊之典范。

张从正学识渊博，深得《黄帝内经》"中满者，泻之于内"的要旨，对张仲景承气汤证之论述甚为赞赏，认为"邪祛则正安"，倡导"人体以气血流通为贵，陈莝去而肠胃洁，癥瘕尽而营卫昌"的理论。并提出"凡下行者皆谓下法，诸如催生法，下乳法，磨积法，逐水法，破经法，泄气法，不限于通便才是下法。"张从正的攻下理论，不仅对纠正当时滥用补益药起到积极作用，更重要的是丰富了脾胃学说，使张仲景"除其滞，顺其肠胃"的学术观点发扬光大，为治疗脾胃病证开辟新思路，奠定了攻下法的重要地位，为通降胃气治疗脾胃病提供了有力依据。

叶天士继承了《黄帝内经》的要旨，在医理上主遵张仲景之观点，既重视脾气，亦重视胃阴，并富有创造性地提出脾胃宜分治。其重视养胃阴的观点是李东垣脾胃学说的发展及完善。叶氏明确指出"仲景急下存津，其治在胃，东垣大升阳气，其治在脾。"《临证指南医案》中许多观点，如"脾宜升则健""胃宜降则和""太阴阴土，得阳则运，阳明阳土，得阴自安""脾喜刚燥，胃喜柔润"构成了叶氏养胃阴学说的主要内容。

追古溯源，降胃气之理论源远流长，并经过历代医家承前启后，不断发展和完善，降胃气的内容获得了充实和创新，其在治疗脾胃疾病的应用越来越受到重视。故董明国认为，脾胃疾病的证型众多，临床表现纷繁复杂，但只要通过抓住主要病因病机，立足于调理脾胃气机升降，活用通降胃气法，诸如温通驱寒以降气滞，消食降积满自除，疏肝降气逆自消，健脾淡渗湿自降，甘温升阳浊自降，甘淡滋阴火自降，破气通腑积自降，辛开苦降痞自除，活血通络痛定除等，可谓治脾胃诸疾，万法不离降胃气。临床上，只要谨守病机，灵活运用，通降胃气之法必将有更广泛之应用，更确切之疗效。

（卢晓敏）

第三部分

四精六诊

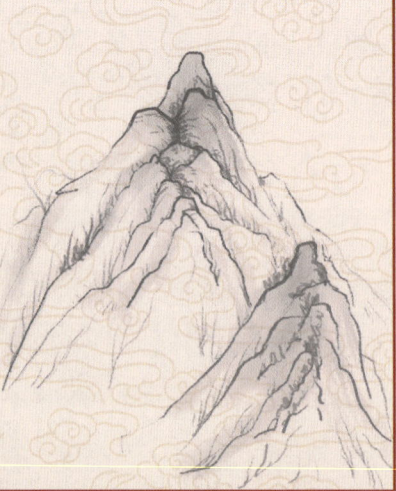

董明国首次提出"四精六诊"诊疗新模式，在患者及学生中反馈较好。四精，即精通中西医知识及诊疗常规、精准把控患者脉象、精诚倾听患者诉求、精简开出中西药处方；六诊，即望、闻、问、切四诊加理化检查及心理评估。

四精

董明国认为，精通中西医知识及诊疗常规是四精诊疗的基石。医学是一门涉及人类健康和生命的高度专业化学科，医师需要通过系统地学习和训练，扎实地掌握丰富的医学知识和技能，才能在日后的临床实践中为患者提供最优质的医疗服务。

精准把控患者脉象是四精诊疗的重要组成部分。脉象是中医辨证的一个重要依据，对分辨疾病的原因、推断疾病的变化、识别病情的真假、判断疾病的预后等，都具有重要的临床意义。由于脉为血之府，贯通全身，所以人体脏腑发生病变，往往反映于脉，有时在症状还未充分显露之前，脉象已经发生了改变。作为一名中医师，只有精准把控患者的脉象，才能提高诊病的准确性，当然这也需要多年的临床诊疗经验积累。

精诚倾听患者诉求是四精诊疗的重点，倾听是发展医患间良好关系最重要的一步。在临床诊疗过程中，医者需耐心倾听患者的诉求，关注患者的各种言语和非言语线索，这是因为患者经常难以表述其个人信息或难以言状其体验的疾病困扰，这时就需要医师在患者的只言片语中找寻线索，提高诊病的准确性。

精简开出中西药处方是四精诊疗的关键。临床医师不仅需要具备扎实的临床知识与技能，还需要为患者开具精简的中西药处方。作为一名负责的医师，用药前不但要考虑患者的病情，还要考虑患者的经济情况，力求精简用药、对症用药，开具适合患者的中西药处方，以求药到病除。

（卢晓敏）

六诊

传统中医诊断学中的望、闻、问、切四诊于教材上已阐述十分详尽，在此不过多赘述，以下主要介绍理化检查及心理评估两项。传统的中医所辨之"证"是靠医者的望、闻、问、切，其辨证的方法是逻辑推理，但董明国认为，在临床诊病的过程中，传统的中医四诊辨证对疾病的内在质变缺乏直观的认识，其存在着对病症认识的局限性，随着医学技术不断发展，董明国提出，应充分利用现有的检查手段为我们临床医师的诊病服务，因此中医诊断辨证方法不应局限于望、闻、问、切四诊，还应加上理化检查及心理评估两项。

理化检查

通过理化检查结果帮助诊病，即借助现代科技方法，如实验室检验及影像结果，从细胞、分子、亚分子等微观水平，能更加深刻地认识疾病的本质。只有这样，规范出来的辨证结果才能更好地指导临床实践，解决实际问题；也只有这样，辨证的客观化方能成为可能。运用现代科学技术研究和发展中医学，无疑不应排除现代医学知识的借鉴。借用西医分析还原研究的成果，可以使中医辨证客观化研究少走许多弯路。因此，近些年来有些研究者借鉴现代医学有关理化检查的方法和指标，对中医辨证的内在本质进行较全面的对比研究，初步反映出中医辨证确有一定的病理、生理基础。[1]

心理评估

董明国发现，临床上许多患者都存在一定程度的抑郁状态。随着当今社会的快速发展及生活节奏的加快，当代人面临着各种社会、家庭问题，或多或少都存在着一些精神压力，从而产生不同程度的心理疾病，这些心理疾病一定程度上也会间接或直接导致疾病的发生或加重，而疾病的发生或加重也会加重患者的心理疾病，造成恶性循环。

在中医理论中，抑郁症属于郁证的范畴，根源在于患者的情志失调，可能因长期面临比较大的压力，如工作、学习或者家庭生活的压力而导致情绪过激，当持续存在压力刺激，并超过人体的调节能力，便会导致人的情志失调。

《古今医统大全·郁证门》里记载："郁为七情不舒，遂成郁结，既郁之久，变病多端。"

抑郁症的发生多由内因，即七情过激所致，中医所说的七情包括了喜、怒、忧、思、悲、恐、惊七种情志的变化。人们在日常生活中时常会出现七情变化，这种变化是对客观外界事物的不同反映，属正常的精神活动，也是人体正常的生理现象，一般情况下并不会致病。只有在突然、强烈或长期持久的情志刺激下，才会影响到人体的正常生理，使脏腑气血功能发

[1] 李原. 中医辨证客观化研究的思路与方法 [J]. 中国疗养医学, 2004, 13 (1): 5.

生紊乱,导致疾病的发生,正如:"怒伤肝、喜伤心、思伤脾、忧伤肺、恐伤肾。"说明人的精神状态反映和体现了人的精神心理活动,而精神心理活动的健康与否直接影响着精神疾病的发生发展,也可以说是产生精神疾病的关键。

《杂病源流犀烛·诸郁源流》说:"诸郁,脏气病也,其原本于思虑过深,更兼脏气弱,故六郁之病生焉。"

此外,长期的肝郁不舒、情绪低落、肝失疏泄,可使五脏气血失调,最终导致心情焦虑、抑郁、情绪不宁、胸胁胀痛、情绪不稳、易怒喜哭、失眠多梦等症状,即抑郁症的表现。

因此,董明国认为,中医诊断学在四诊的基础上再加上心理评估是十分必要的。在临床诊病过程中,评估患者的心理情况,有助于医师从根本的病因病机出发,理清诊断思路,并指导开方用药。评估患者的心理情况,不仅可以通过较为成熟的抑郁自评量表(SDS)、汉密尔顿抑郁量表(HAMD)[1]等量表进行心理状态的评估,还能通过传统的中医四诊——望、闻、问、切从患者身上获得相关信息,但这就需要医师有较高的临床观察及诊断水平。临床医师可通过与患者的交流观察患者的行为、倾听患者的诉说、体会患者的心情,并加上脉诊的评估——典型的焦虑或抑郁状态的患者脉象临床上往往会表现为弦紧脉,通过以上方式,评估患者的心理状态。对有抑郁状态的患者,医师在给予对症药物治疗的基础上,还需对患者进行心理疏导。

(卢晓敏)

[1] 李黄璞,郭毅. 常用各焦虑、抑郁量表的模型、因子、效度等综述[J]. 药物与人,2014,27(4):19.

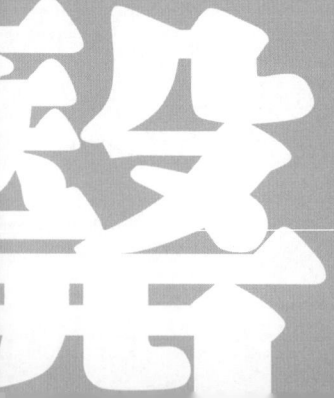

经方验方

第一部分 治脾七法

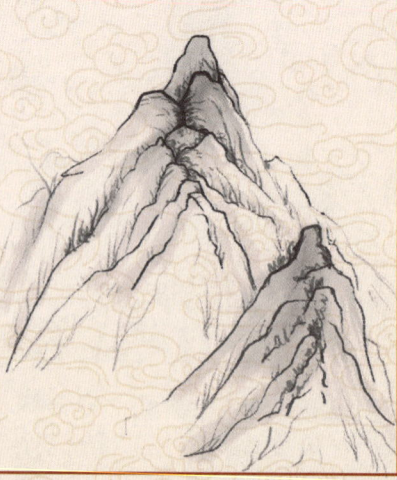

董明国在临证中细察脾升胃降失调之主次，随机应变，灵活施治。针对以脾病作为主证的情况，董明国注重运用治脾七法，分别是以补中益气汤为代表方的补脾法，以香砂六君子汤为代表方的运脾法，以参苓白术散为代表方的健脾法，以缩脾饮为代表方的缩脾法，以黄土汤、归脾汤为代表方的摄脾法，以太子参、五指毛桃之品为主的养脾法，以温脾汤为代表方的温脾法。

❈ 补脾法——补中益气汤

【药物】

北柴胡 10 克	炙甘草 5 克	熟党参 15 克	白术 10 克
茯苓 15 克	蒸陈皮 10 克	炒麦芽 30 克	黄芪 15 克
广升麻 5 克	当归 15 克	煨葛根 30 克	木香 10 克
大枣 10 克			

【功效】补中益气，升阳举陷。

【主治】脾虚气陷证。饮食减少，体倦肢软，少气懒言，面色萎黄，大便稀溏，舌淡，脉虚，脱肛，子宫脱垂，久泻久痢，崩漏等。

【按语】董明国秉承李东垣的脾胃观，认为疾病的发生与发展均为正气的相对不足，而正气源于脾胃。他认为"补脾"一法概念广泛，其中以补脾益气最为普遍，用药多以甘温，如人参、黄芪、党参、白术、茯苓、炙甘草等药，针对脾气虚弱的怠惰、嗜卧、乏力消瘦、大便泄泻，或水肿、胀满、崩漏、便血、尿血、发斑等症。

（翁佩珊）

❖ 运脾法——香砂六君子汤

【药物】

熟党参 15 克	白术 10 克	茯苓 10 克	蒸陈皮 10 克
姜半夏 10 克	黄芩 10 克	白芍 10 克	厚朴花 10 克
大枣 10 克	麦冬 10 克	炒莱菔子 10 克	

【加减法】胃纳差，加鸡内金 15 克，麦芽 30 克；内热盛，加黄芩 12 克，焦栀子 10 克。

【功效】健脾益胃，疏肝理气。

【主治】慢性胃炎，肝强脾弱，胃失和降。脘胁胀痛，食后尤甚，心烦易怒，呃气嗳气，口苦纳差，大便溏滞，舌淡胖，苔薄白，脉弦缓。

【按语】叶天士云"湿为重浊有质之邪"，脾体阴而易于蕴湿，湿邪以阻脾用见长，长期困脾又容易导致脾虚的病理改变，如《医门补要·湿邪困脾》言："人受湿邪内困，肢体便觉顽重，无寒无热，面色不泽，精神委顿，一见饮食，心中即泛泛欲呕，不饥不食，日久难退，此当专责之于脾……燥脾则湿去，犹之地上湿润，一得日照风吹，其湿立干。"董明国于此多用燥湿化浊之品，如苍术、半夏、厚朴、茵陈、草豆蔻、砂仁、槟榔、木瓜、莲子肉、薏苡仁等品，此为运脾法。若因脾胃虚弱，湿浊内生者，证见舌色较淡或兼微胖，选用香砂六君子汤健脾祛湿；若舌苔厚则提示湿阻中焦，先予中药祛湿，待舌苔变薄后再用香砂六君子汤加减，改善后则舌淡红、质嫩或嫩红。

（翁佩珊）

健脾法——参苓白术散

药物

人参 10 克（可用党参 20 克代）　　茯苓 15 克　　白术 15 克
扁豆 20 克　　陈皮 5 克　　山药 20 克　　炙甘草 5 克
莲子 20 克（可用糯稻根须 20 克代）　　砂仁 6 克（后下）　　大枣 4 枚
薏苡仁 20 克　　桔梗 6 克

【加减法】胃纳差，中脘痞满，去莲子，加谷芽 30 克，鸡内金 10 克；脘腹胀痛，肠鸣，大便溏滞，去莲子，加焦山楂 20 克，神曲 15 克。

【功效】补脾胃，益肺气。

【主治】饮食不化，胸脘痞闷，肠鸣泄泻，四肢无力，形体消瘦，面色萎黄，舌淡苔白腻，脉虚缓等脾虚夹湿之证。适用于脾胃气虚夹湿，也可用于肺损虚劳诸症，为"培土生金"治法的常用方剂。

【按语】参苓白术散出自《太平惠民和剂局方》："脾胃虚弱，饮食不进，多困少力，中满痞噎，心忪气喘，呕吐泄泻，及伤寒咳嗽。此药平和，久服养气育神，醒脾悦色，顺正辟邪。"湿为阴邪，非温燥之品不化。参苓白术散由四君子汤衍生，在益气健脾的基础上，兼具祛湿之功效，湿浊化，脾复运，则脾健矣，是标本兼治之法。董明国认为治疗脾虚湿困的方剂有多个，针对不同的情况使用不同的方剂，如参苓白术散主治虚多湿少，以补益为主；六和汤主治虚实相当，攻补双开，藿香正气散主治湿多虚少，以祛邪为主；如果湿的占比更多，可选用正气散加减。

（翁佩珊）

缩脾法——缩脾饮

【药物】

| 砂仁8克（后下） | 草果8克 | 煨葛根20克 | 炒扁豆30克 |
| 炙甘草5克 | 乌梅肉6克 | 白术15克 | 车前子15克 |

【加减法】泻下完谷不化，四肢凉，加党参30克，干姜10克；兼食积，腹满时痛，泻下溏滞不畅，或呕吐酸腐，加焦山楂20克，炒麦芽30克；兼湿重，四肢困倦，脘闷干呕，舌苔厚腻，加苍术15克，藿香10克，

半夏 15 克；兼表证，恶风发热，头痛身重，加羌活 10 克，防风 15 克。

【功效】补脾燥湿，升阳止泻。

【主治】感受时令湿邪，或为瓜果生冷所伤，脾失健运，泄泻溏薄色淡黄，肠鸣腹痛，倦怠口渴，舌苔白腻，或微黄，脉濡，或缓滞。

【按语】"缩脾饮"始见于宋《太平惠民和剂局方》，而清初之《医方集解》列此方为治暑之方，不妥。方名"缩脾"，显然乃治脾之方。所谓"缩"者，乃因脾为湿困，则倦怠不收，失其健运之能，故用补脾燥湿之品，以"缩"其倦怠不收之病理；以砂仁、草果，快脾而去其所恶之湿。臣以甘草、扁豆，甘淡以培其正气。佐以葛根、乌梅，一以振敷布之权，一以缩缓纵之势，况梅能生液，湿去津生，最为可法。董明国根据临床经验指出，"缩脾"是指脾气涣散不收状态，它不是我们传统所说中气下陷，而是脾气的固摄作用不够，呈现一种向外涣散不收的一种表现。当一个人大便溏泻又找不出明显的脾虚症状，也找不出湿的症状，就可以用加味缩脾饮。

（翁佩珊）

❦ 摄脾法——归脾汤

【药物】

麸炒白术 10 克	当归 15 克	茯苓 15 克	炙黄芪 10 克
龙眼肉 10 克	制远志 10 克	炒酸枣仁 15 克	木香 10 克
炙甘草 5 克	熟党参 15 克		

【功效】益气补血,健脾养心。

【主治】心脾气血两虚证,主症为心悸怔忡,健忘失眠,盗汗,体倦食少,面色萎黄,舌淡,苔薄白,脉细弱;脾不统血证,主症为便血,妇女崩漏,月经超前,量多色淡,或淋漓不止,舌淡,脉细弱。

【按语】董明国认为归脾汤从心脾两脏治疗,方中以黄芪、熟党参、麸炒白术、甘草甘温之品补脾益气;炒酸枣仁、远志宁心安神,当归、龙眼肉补血养心;木香理气醒脾,静中寓动,使补而不滞,令补易受。董明国根据临床经验指出,本方虽是心脾同治,但重在治脾。《难经》云:"损其心者,益其荣。法当专补真血,真血若富,心帝有辅,无不愈者矣。"脾为气血化生之源,脾气旺则气血生化之源充足,从而心血旺盛,心神得养,则惊悸失眠诸证自愈,本方亦重在补气,气旺则血自生,血足则心有所养,方中黄芪配当归,即寓有此意,故本方功用即为益气补血、健脾养心,主治因气血不足、心脾两虚而引发的诸证。

(翁佩珊)

养脾法——太子参、五指毛桃、大豆黄卷、糯稻根、禾胎草之品为主

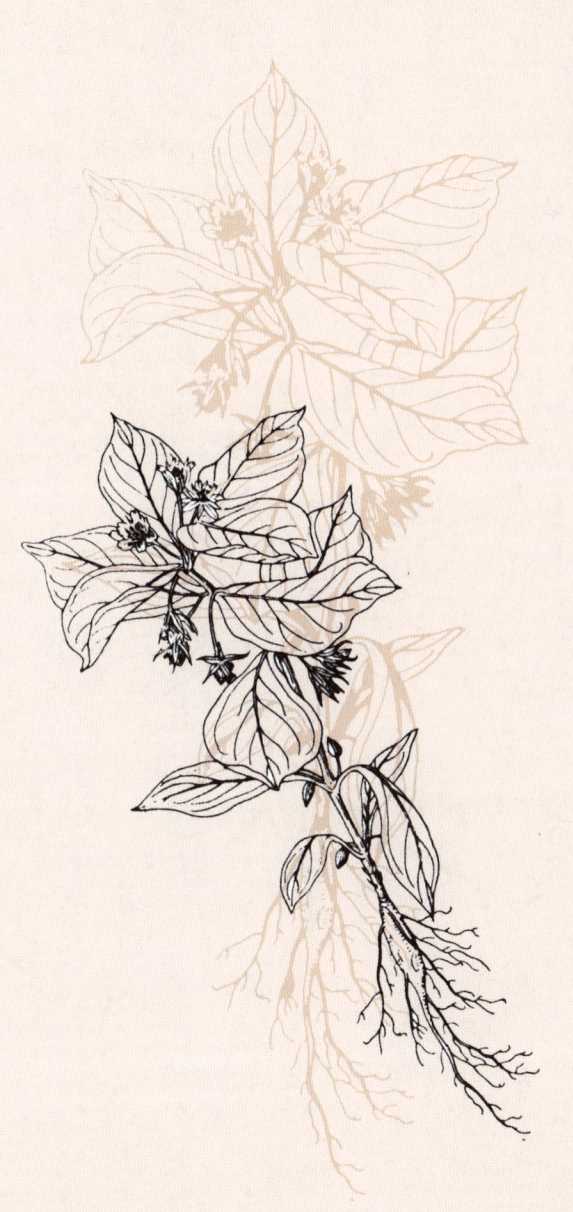

董明国临床上常用太子参,它不仅益气,更可养脾,一般用于治疗脾虚体倦、食欲缺乏、病后虚弱、气阴不足、自汗口渴、肺燥干咳。

养脾法

太子参
TAI ZI SHEN

五指毛桃
WU ZHI MAO TAO

养脾法

董明国临床工作时善于因地制宜,选用广东的道地药材五指毛桃来养脾。五指毛桃具有健脾补肺、行气利湿之功效。董明国认为它补气的效果介于党参和黄芪之间。

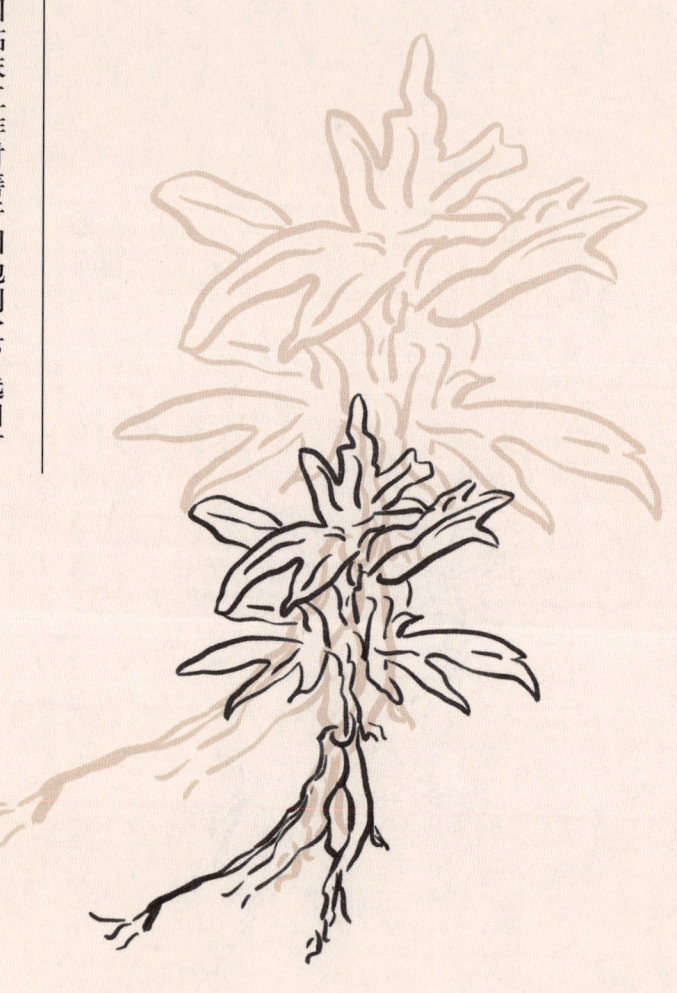

经方验方 // 第一部分　治脾七法

养脾法

大豆黄卷
DA DOU HUANG JUAN

大豆黄卷为豆科植物大豆的成熟种子经发芽干燥的炮制加工品，又有别称为大豆卷、黄卷等。性平，味甘，归脾经 胃经 肺经。具有透邪解表，利湿解热之功效。原属解表药下属分类的辛凉解表药。临床多用于暑湿感冒，肢体酸重，胸闷脘痞，小便不利。

董明国认为广东地处岭南，加之人们喜食冷饮，长期处于空调房，患者多有湿困，而寒热不著，舌苔白厚腻或微黄腻，而肢体困重，此物最相宜，既能清热祛湿又不伤脾阳。

065 //

糯稻根
NUO DAO GEN

养脾法

糯稻根为禾本科植物糯稻的根及根茎，别名糯稻根须、稻根须、糯谷根、糯稻草根。

味甘，性平，入肝经、肺经、肾经。益胃生津，退虚热，止汗。可用于治疗阴虚发热，自汗盗汗，口渴咽干，肝炎，丝虫病。

董明国善用此药治疗脾虚腹泻及阴虚盗汗，疗效显著。临床上用量较大，可用到15～60克。

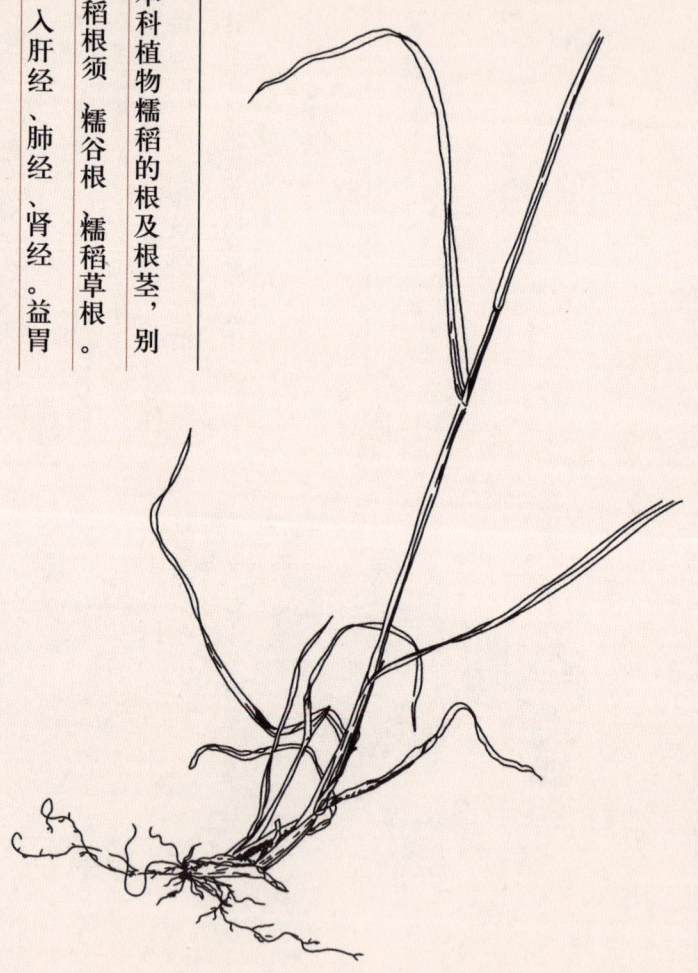

禾胎草

HE TAI CAO

养脾法

相传，禾胎草是仙人吕洞宾令一位穷苦善良的孤儿阿灵种植的、可以医治马瘟的一种草药，又叫早红糯。它是未结稻子前采摘下来的禾秆草。东莞市当地人，特别是洪梅、麻涌等水乡地区，称禾胎草是祛湿之王，可利尿退黄，对湿热黄疸、糖尿病、醉酒等有一定的功效。其用法简便，将适量的禾胎草煮沸或泡茶后直接饮用，口感清新，且为稼穑之物，既消暑祛湿又不易伤正气。

（翁佩珊）

第二部分 治胃五法

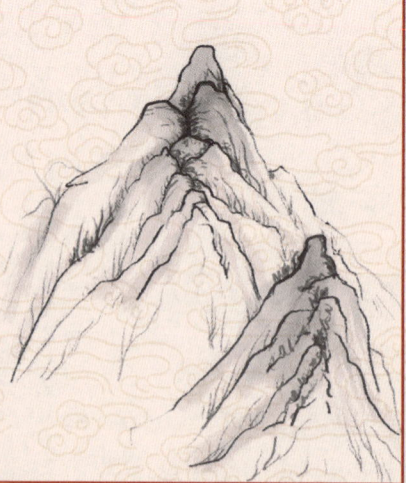

对于治疗胃系疾病，董明国提倡治胃五法，分别是以麦门冬汤为代表方的养胃法，以生姜、良附丸、小建中汤、理中汤为代表方的温胃法，以健胃消胀片为代表方的消胃法，以石膏、知母等药物为代表方的清胃法，以益胃汤为代表方的益胃法。其中，临床常用养胃、温胃、消胃法。

养胃法——加减麦门冬汤（古方化裁）

【药物】

太子参 20 克（或西洋参 10 克）　　北沙参 15 克　　麦冬 12 克
半夏 10 克　　甘草 5 克　　山药 20 克　　石斛 15 克
百合 20 克　　乌药 10 克　　谷芽 25 克

【加减法】口干渴，舌红无苔，胃酸缺乏者加乌梅 10 克，玉竹 15 克；脘痛牵引胁腹，或里急拘痛者，加白芍 25 克，川楝子 10 克；少食则饱，恶食肉类者，加焦楂 15 克，鸡内金 10 克；口苦口秽，舌黄干呕者，加竹茹 15 g，芦根 30 克。

【功效】清养胃阴。

【主治】各种慢性胃炎（特别是萎缩性胃炎），溃疡病，胃阴偏虚，胃脘热烘，隐痛喜按，或不痛而翳闷不舒，气逆上冲，胸膈咽喉不利，口干喜饮，胃呆纳差，大便干结，舌干红，苔少微黄。

【按语】胃病中（特别是萎缩性胃炎），胃阴不足这一类型，过去比较少见，近年则越来越多，与人们烦劳熬夜则伤阴，酒醴炙煿则生热有关，加上患者缺乏耐性治疗，故病情反复，迁延难愈。叶天士云："胃为阳土，得凉则安，宜降宜柔。"故胃阴不足者，不宜用温燥升补之品，《金匮要略》麦门冬汤乃滋养胃阴之祖方，又从张锡纯法，用山药代粳米而去大枣之甘壅。半夏虽燥，然在大堆甘柔药中，不但不觉其燥，且籍其体滑性降之质，有降逆和中之用，再加沙参石斛之滋养，百合乌药之清化，谷芽之消滞，用作治胃阴不足诸病之基本方，乃"王者之师"，久久自见其功。董明国的临证经验是只要患者有胃阴虚的症状，不管病情有多复杂，都倾向于先用麦门冬汤，予以滋养胃阴，以便后续治疗。

（翁佩珊）

❖ 温胃法——加减黄芪建中汤

药物

黄芪 30～50 克　　白芍 30 克　　桂枝 10 克　　炙甘草 5 克
大枣肉 3 枚　　　　党参 25 克　　山药 25 克　　炒麦芽 30 克
生姜（煨）5 克　　陈皮 5 克

【加减法】嘈杂吞酸，或呕吐酸水者，去大枣，加海螵蛸 20 克，煅瓦楞 20 克；中寒吐清涎，遇寒痛剧者，加吴茱萸 10 克，高良姜 6 克；大便色棕黑，或检验有潜血者，生姜改炮姜 10 克，加三七 5 克，蒲黄炭 10 克；大便溏薄者加白术 15 克，砂仁 5 克；肝郁不舒，胁痛口酸苦者，加左金丸 6 克吞服。

【功效】建中益气。

【主治】各种慢性胃炎，溃疡病，中气偏虚，胃脘胀痛喜按，饥时痛，食后痛减，多食更痛，或口淡无味，不思饮食，疲倦少气，脉弦大虚缓，舌淡有齿印。

【按语】《素问·举痛论篇》曰："寒气客于脉外则脉寒，脉寒则缩蜷，缩蜷则脉绌急，绌急则外引小络，故卒然而痛，得炅则痛立止。"胃痛患者常出现胃寒怕凉，即喜温喜按，正是内有寒气的征象，董明国以痛时喜按、脉寒凉、喜热饮、舌淡有齿印为辨证寒痛之要点。对于脾胃虚寒者，董明国倾向于用黄芪建中汤和附子理中汤，不同之处在于黄芪建中汤的底方是桂枝汤，附子理中汤的底方是四君子汤；针对营卫不和的患者，董明国善用黄芪建中汤加减；针对脾虚症状明显者，董明国善用附子理中汤加减；对于胃实寒证，董明国善用良附丸加减。

（翁佩珊）

消胃法——健胃消胀片

药物

| 枳实 10 克 | 大腹皮 15 克 | 鸡内金 15 克 | 莪术 10 克 |
| 墨旱莲 15 克 | 山药 15 克 | 甘草 5 克 | 沉香（后下）5 克 |

【功效】行气消胀，调和脾胃。

【主治】用于慢性胃炎、功能性消化不良、消化性溃疡脾胃气滞证者，症见上腹胀满、疼痛、恶心、嗳气、早饱、泛酸等。

【按语】《黄帝内经》认为"饮食自倍，肠胃乃伤"，李东垣也认为"饮食不节则胃病"。《医学正传·胃脘痛》曰："致病之因，多因纵恣口腹，喜好辛酸，恣饮热酒煎熬，复餐寒凉生冷，朝伤暮损，日积月深，故胃脘疼痛。"故饮食太过、不及或饥饱不定或五味偏嗜均可致胃脘痛。健胃消胀片是董明国自主研发的复方制剂，临床观察该药治疗脾虚气滞型慢性非萎缩性胃炎的临床疗效显著。药理研究表明，健胃消胀片能保护胃黏膜、抑制胃酸分泌、促进小肠运动。动物研究显示，健胃消胀片能够下调慢性萎缩性胃炎大鼠模型胃黏膜 TFF2、COX2 和 P53 蛋白的表达，增强黏膜屏障的防御和修复能力。健胃消胀片以枳实、大腹皮、沉香三味行气要药为君药，主降胃气。臣药以鸡内金、山药健脾益胃以助降胃气，并且防止行气中药破气之不良反应。佐以墨旱莲清胃热而养胃阴，另稍佐莪术即可活血祛瘀止痛，亦能行补药之滞。使药甘草调和诸药。上述药物共用以降胃气为主，通降胃气兼健运脾气，调和气血兼甘寒养阴，从而达到行气消痞、调和气血之用，正切合慢性非萎缩性胃炎"胃失和降，气血不畅"之总病机。

（翁佩珊）

第三部分 治肝六法

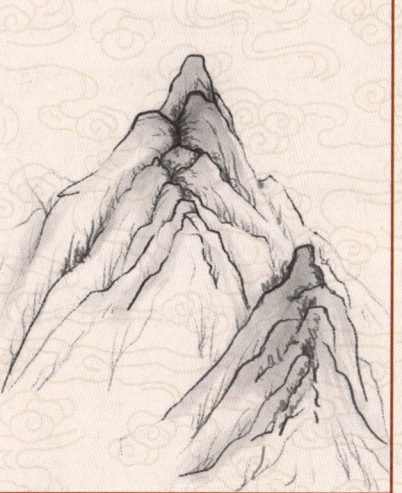

泻肝法——龙胆泻肝汤

【药物】

龙胆草 10 克	黄芩 10 克	泽泻 10 克	茵陈 20 克
甘草 10 克	砂仁 5 克	麸炒白术 20 克	熟党参 20 克
炒莱菔子 10 克	布渣叶 10 克	木棉花 10 克	木香 10 克

【功效】 清肝胆湿热。

【主治】 本方为治疗肝经实火上炎，湿热下注的常用方。主症见慢性乙型肝炎、不寐、月经不调、腰痛等。临床应用以口苦溺赤，舌红，苔黄腻，脉弦数有力为辨证要点。

【按语】 龙胆泻肝汤出自清·汪昂《医方集解》，其录自《太平惠民和剂局方》，方由龙胆草、黄芩、栀子、泽泻、木通（现用川木通）、车前子、当归、生地黄、柴胡、甘草10味药组成。汪昂言此方："足厥阴、少阳药也。龙胆泄厥阴之热，柴胡平少阳之热，黄芩、栀子清肺与三焦之热以佐之；泽泻泄肾经之湿，木通、车前泄小肠、膀胱之湿以佐之。然皆苦寒下泻之药，故用归、地以养血而补肝；用甘草以缓中而不使伤胃，为臣使也。"董明国常用泻肝经实火的方剂为龙胆泻肝汤、泻青丸，并认为其不同点在于龙胆泻肝汤泻肝火并能清利湿热，且能兼顾滋养阴血，使祛邪不伤正用治肝火上炎，湿热下注证；泻青丸泻肝火，并能疏散肝胆郁火，宜于肝火内郁证。

（卢晓敏）

🌸 疏肝法——柴胡剂

柴胡剂是指小柴胡汤及其加减剂群。『柴胡剂』功效能和解表里,疏肝解郁,调和阴阳。临床应用广泛,久为广大医家所重视。董明国常用的柴胡剂除了小柴胡汤,还有柴平汤、柴胡桂枝干姜汤、逍遥补肾汤。

柴胡剂

柴胡
CHAI HU

柴平汤

【药物】

炒莱菔子 10 克	麦冬 10 克	茯苓 10 克	白术 10 克
大枣 10 克	厚朴花 10 克	白芍 10 克	黄芩 10 克
姜半夏 10 克	熟党参 15 克	北柴胡 10 克	蒸陈皮 10 克
甘草 10 克	泡苍术 10 克		

【功效】 和解少阳，疏肝健胃、燥湿化浊、理气宽中。

【主治】 急慢性胃炎、胃溃疡等病所致的胃脘疼痛，伴口苦咽干，情志不舒，舌淡，苔白腻，脉弦而滑。

【按语】 柴平汤出自《景岳全书》。《医方考》中云："用小柴胡汤以和解表里，平胃散以健脾制湿，二方合而为一，故名曰柴平。"方中柴胡疏泄气机，黄芩苦寒降泄，半夏和胃降逆，熟党参、大枣益气健脾，苍术燥湿健脾，厚朴花化湿行气除满，蒸陈皮理气和胃醒脾，甘草调和诸药。董明国根据临床经验指出临证中每遇情志不遂、肝郁气滞、疏泄失常、横逆攻犯、脾胃遭伐、湿浊内生之证，皆可用此方增减调治，皆可获效。

柴胡桂枝干姜汤

药物

桂枝 10 克	干姜 10 克	天花粉 10 克	黄芩 10 克
炙甘草 10 克	香附 10 克	大枣 10 克	熟党参 15 克
白术 10 克	北柴胡 10 克	煅龙骨 15 克	牡蛎 15 克
麦芽 15 克	熟附子 5 克	砂仁 5 克	

【功效】少阳与太阴合治。

【主治】伤寒少阳证，口苦口干，下肢或下腹部喜暖畏寒，纳呆便溏、倦怠乏力、舌胖大边有齿，脉弦细。

【按语】董明国认为平日易焦虑的患者，因气机不畅，久则少阳胆腑郁热，热扰于上，故出现口苦口干，脉弦细等症。患者久病致虚，可引发倦怠乏力、纳呆便溏、舌胖大边有齿等太阴脾寒之症。方用《伤寒论》之柴胡桂枝干姜汤为主，近代刘渡舟老先生曾提出柴胡桂枝干姜汤证病机为"胆热脾寒"，其在《伤寒论通俗讲话》中指出："胆火上炎而灼津，故心烦口渴……内伤脾气，太阴虚寒，故见腹满或大便溏泻，此证为胆热脾寒，故治以清少阳之热，兼温太阴之寒。"这与董明国的理论相呼应。

逍遥补肾汤

【药物】

醋北柴胡 10 克	白芍 15 克	炙甘草 5 克	茯苓 15 克
麦芽 30 克	陈皮 10 克	酒苁蓉 15 克	枸杞子 15 克
薄荷 5 克	香附 15 克	大枣 10 克	菟丝子 10 克
煨葛根 30 克			

【功效】 疏肝补肾。

【主治】 围绝经期女性情绪焦虑，或肾虚合并焦虑者，症见寸关脉触之绷紧如弦，肝气郁结，尺脉触之空空如也，肾精亏损，肾阳不足，面色晦暗。

【按语】 因肝的生理特性，主疏泄、藏血，体阴而用阳，所以肝失疏泄，肝气郁结而生热，肝内有热则直接消耗阴血。若七情郁结，肝失条达，或阴血暗耗，或木克脾土，生化之源不足，肝体失养，再者脾气虚弱，统血无权，肝郁血虚，疏泄不利，日久失养，肾精亏虚。逍遥补肾汤中包含逍遥散。当患者兼有肝郁、血虚、脾虚、肾虚的情况时，治疗上除了疏肝解郁，应兼顾脾虚、血虚、肾虚，需健脾、柔肝、养血、补肾，其代表方就是逍遥散，出自《太平惠民和剂局方》，它的组成是在四逆散基础上去枳实，加当归、白术、茯苓、薄荷。柴胡、薄荷属辛散药，疏肝；当归、白芍属血分药，养血滋养肝阴；白术、茯苓入中焦，培土健脾；另以枸杞子、菟丝子补肾填精，且能提高女性雌激素水平。

（卢晓敏）

和肝法——和肝丸

药物

甘草 15 克　　　白术 15 克　　　薄荷 10 克　　　炒稻芽 30 克
炒莱菔子 10 克　乌药 10 克　　　四制香附 15 克　麸炒枳实 10 克
紫苏梗 10 克

【功效】疏肝清热。

【主治】肝体木硬，肝气郁结，肝中血管闭塞，及肝木横恣侮克脾土。其现病或胁下胀疼，或肢体串疼，或饮食减少，呕哕，吞酸，或噫气不除，或呃逆连连，或头痛目胀、眩晕、痉痫，种种诸证。

【按语】张锡纯云："凡一切肝之为病，服他药不愈者，徐服此药，自能奏效。"今用于慢性肝炎或迁延性肝炎，肝功能长期不正常，肝区隐疼不适，胁肋憋胀，肩背部酸困，全身无力，眩晕，胃纳不佳，急躁易怒，颜面色苍者。西医谓肝中为回血管会合之处，或肝体发大，或肝内有热，各管即多凝滞壅胀。

（卢晓敏）

平肝法——天麻钩藤饮

药物

天麻 10 克	钩藤 10 克	石决明 15 克	牛膝 15 克
黄芩 10 克	麦芽 15 克	丹参 15 克	牡丹皮 5 克
茯苓 10 克	四制益母草 15 克	菊花 10 克	酒黄精 5 克
麦冬 15 克	炒莱菔子 10 克	酒川芎 10 克	醋龟甲 15 克
红花 10 克	牡蛎 15 克		

【功效】平肝息风，清热活血，补益肝肾。

【主治】肝阳偏亢，肝风上扰证。本方重于平肝息风，清热安神，对于肝肾阴亏，阳化风动，气血上逆而见的目胀耳鸣，眩晕颠仆，肢体活动不遂，均可使用。

【按语】天麻钩藤饮出自《中医内科杂病证治新义》，有平肝息风，清热活血之功，常用于肝阳偏亢、肝风上扰证，是治疗肝阳上亢型高血压的经典方。其君药为天麻，具有息风止痉、平肝潜阳之效。

（卢晓敏）

柔肝法——一贯煎

【药物】

炒川楝子 10 克	枸杞子 15 克	山萸肉 30 克	麦冬 10 克
白芍 30 克	北柴胡 10 克	炒酸枣仁 15 克	仙鹤草 30 克
熟党参 15 克	酒女贞子 15 克	酒川芎 10 克	首乌藤 15 克
砂仁 10 克	炒稻芽 30 克		

【功效】 滋阴柔肝。

【主治】 阴虚之肝胃不和证。因阴津不足，肝阳上亢，肝之气火犯胃灼津，故临床表现为胃脘胀痛、灼热嘈杂、呕苦泛酸、胁肋不适、口干咽燥、知饥不食、舌质偏红，苔少或花剥、脉弦细。临床主要用于治疗慢性肝炎、慢性胃炎、胃及十二指肠溃疡等属阴虚肝郁者。

【按语】 若情志不舒，或肝病久延不愈，耗伤肝阴，或素肝肾阴虚，导致肝热、肝燥，则肝失于条达，肝气不舒。这是肝阴不足而使肝失去正常的生理功能，肝体失柔，形成肝郁气滞，而气郁不舒，上犯胃脘，导致胃脘痛。此时治宜滋阴养血以柔肝，疏畅气机以平肝逆，以一贯煎为主要代表方。其鉴别症状有咽干舌燥、口渴欲饮、舌红少津或无津、脉细弱或虚弦。此方可使肝体得养而阴血逐渐恢复，肝气得疏则胃脘痛自除。此方具有滋水养阴，以涵肝木；培土生金，以制肝木；寓疏于补，条达肝木的基本特点，养肝清肝，恢复肝的生理功能，以达到疏肝之效。

（卢晓敏）

滋肝法——二至丸＋左归饮

【药物】

墨旱莲 10 克　　女贞子 10 克　　熟地 15 克　　山茱萸 15 克
山药 15 克　　　桑葚 30 克

【功效】补益肝肾，滋阴止血。

【主治】用于肝肾阴虚证，主症见眩晕耳鸣，咽干鼻燥，腰膝酸痛，月经量多。

【按语】二至丸出自清·汪昂所著的《医方集解》，由女贞子、墨旱莲 1∶1 配伍而成，偏于甘凉，归肝、肾经，素有"清上补下第一方"之美誉，被广泛应用于肝胆、肾脏、妇科及消化等各科疾病的治疗。《本草纲目》中对墨旱莲的描述："乌髭发，益肾阴。"其具有补肝肾阴，凉血止血功用。方中女贞子，甘苦而凉，善能滋补肝肾之阴。董明国在临床工作中一般不单独使用二至丸，而是与其他方药合用。例如，对于肾精亏虚的轻症患者，加墨旱莲、女贞子；对于肾精亏虚的重症患者，先辨别肾阴虚或是肾阳虚，再根据辨证选用左归丸或右归丸加减。

（卢晓敏）

第四部分 三维动态八法辨证

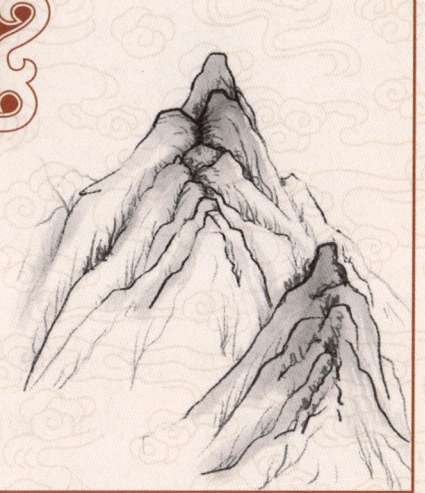

在传统教科书中，中医治疗有八法，即汗、吐、下、和、温、清、消、补。每种治法下又各有细分，临床上应用较繁杂，初学者很难快速掌握并应用。董明国在钻研八法的基础上，概括出临床上最常用的八种具体治疗方法，并结合三维动态辨证思维，把这些治法根据病位深浅、病情深重及缓急或者脏腑再细分，临床时简单易用，并做到了迅速定位、抓准病机，有的放矢，直捣病因的效果。

祛寒法

寒性阴冷，易伤阳气。伤于表，则恶寒身热无汗，头项强痛；中于里则身体强直，口噤不语，四肢战栗，洒淅恶寒，卒然眩晕，身冷出汗，或洞泄不禁，脉象迟紧，其病发之于骤，非若外感寒邪之循轻渐入，且外感发热，而中寒不发热，急宜施治。治之者，寒在表治以温解，宜用桂枝汤以辛温解表、调和营卫；寒在脾治以温运，宜用理中汤以温阳祛寒、补气健脾；寒在肾治以温补，宜用参附汤以益气补肾、回阳救脱。

（卢晓敏）

化湿法

湿为重浊黏滞之邪，有从外感者，有从内生者。山岚气，天雨湿蒸，远行涉水，久卧湿地，汗衣湿衫，致湿气侵入肌肤者，此外感也，治宜以藿香正气散为代表方的正气散类方，以达芳香化湿之功；膏粱之人，嗜食炙烤煎炒，或食生冷甜腻之物过度，致脾阳不运而化湿者，此内生也。外感为轻，内生为重，然其间外感之湿，辄渐入于脏腑。内生之湿，辄渐传于经络。其症状，湿在上则头重目黄、鼻塞声重，湿在中则胸胁痞闷不舒、苔腻，二者治宜以平胃散温燥湿浊；湿在下则足胫跗肿，宜渗泄里虚，方以实脾饮温阳健脾、行气利水。

（卢晓敏）

清热泻火法

火为热之体，热为火之用。人身生理之火，析为君相，君火属于心脏，相火寄于肝肾，潜藏则温养百骸，固人寿命。病理之火，煎熬阴液，贼伤元气，败腐机体。五志太过皆能化火，饮食房劳亦能致火。气郁则火起于肺，轻则治以泻白散清泻肺热、止咳平喘；中则治以清金化痰汤清肺化痰；重则治以葶苈大枣汤泻肺逐饮、化痰止咳。大怒则火起于肝，轻则以小柴胡汤和解少阳；中则以左金丸疏肝泻火；重则以龙胆泻肝汤或当归龙荟丸清泻肝胆实火；醉饱则火起于脾，牙痛龈宣，腮颊颐肿，为胃火动，脾胃火旺，轻则以清胃散清胃凉血；中则以泻黄散清泻脾胃伏火；重则泻心汤类方剂以泻三焦实热。思虑则火起于心，轻则导赤散清心泻火；中则以黄连汤清热燥湿、泻火解毒；重则以三黄泻心汤泻火解毒，燥湿泄热。舌糙喉痛，便秘不通，为大肠火动，轻则以葛根芩连汤解表清里；中则以芍药汤或白头翁汤清利湿热；重则以承气汤类方剂攻下热结。

（卢晓敏）

化瘀法

  血液循行于体内，营养周身，不容亏乏，不容妄行外溢，一有发现，即为病证。血瘀之人多因血分受寒，气滞瘀阻，或在经络，或停内脏，症见身痛、拘挛、胸胁腰腹刺痛、瘀块内阻、瘀积有形、女性月经涩少紫黯。轻则以丹参饮活血祛瘀、行气止痛，中则以桃红类方剂活血养血，重则以大黄䗪虫丸活血破瘀、通经消癥。

（卢晓敏）

理气法

  人之禀气本一，因情志所感，一气化七。《杂病源流犀烛·诸郁源流》曰："诸郁，脏气病也，其原本于思虑过深，更兼脏气弱，故六郁之病生焉。"肝主疏泄、恶抑郁，患者情志失调，悲伤、恼怒等情绪伤肝，会使肝气疏泄失常，从而导致患者肝气郁结，出现胁痛、胸闷、腹胀等症状。治宜疏其郁，轻则以香苏饮理气和胃，中则以柴胡疏肝散疏肝理气，重则以五磨汤解郁降气。

（卢晓敏）

润燥法

燥为阴分枯耗之象。其病因或由肺受火灼，津竭于上，不能灌溉周身，荣养百骸，色干而无润泽；或因大病而克伐太过；或养生误饵金石；或房事服补阳燥剂，以及醇酒炙肉，一切辛热之物，皆能偏助邪火，损害真阴，日渐煎熬，血液衰耗。在外则皮肤皲揭；在上则咽鼻焦干；在中则水液衰少而烦渴；在下则肠胃枯涸，津液不润而便难；在肺经则干咳痰结；在子脏则悲愁欲哭；在手足则痿弱无力；在脉象则细而微。治之者宜以滋润为主，轻度及中度燥则以麦门冬汤清养肺胃；重则以地黄饮子滋肾阴，兼以补肾阳。

（卢晓敏）

补益法

补益法是使用药物的补益作用，以滋补气血，调补阴阳，扶正祛邪的一种治疗方法。在临证应用时，注意气血阴阳之间的相互关系，如血脱益气，阴阳互根等原则，重视整体。董明国治疗注重补气及补阳。气虚者轻则以党参类方剂益气健脾；中则以黄芪类方剂补中益气；重则以人参类方剂大补元气。阳虚者轻则以桂枝类方剂通阳解表；中则以干姜类方剂温阳散寒；重则以附子类方剂补火助阳。

（卢晓敏）

调和法

和法属于中医治病八法之一，是通过和解和调和的方法，使半表半里之邪，或脏腑、阴阳、表里失和之证得以解除的一类治法。即在涉及双方，没有一个矛盾是占主导地位、绝对地位的情况下，用双向调节的方法，使相互影响、恶性循环的双方，复归于平衡，归于协调。董明国根据其多年的临床经验，总结出脏腑不和常用的方剂：肝脾不和者以柴胡疏肝散＋四君子汤疏肝理脾；脾胃不和者以香砂六君子汤理气健脾和胃；肝胃不和者以四逆散＋左金丸疏肝和胃；心肾不交者以交泰丸交通心肾；肝肾阴虚者以滋水清肝饮滋阴养血、清热疏肝。

（卢晓敏）

三维动态八法的分层应用

董明国团队专门绘制了相关表格，方便大家理解三维动态八法辨证（表3-1、表3-2）。其中，表3-1中提到的轻度、中度、重度可理解为：轻度，单脏腑发生病变；中度，两个脏腑相继或同时发生病变；重度，涉及多个脏腑的病变。

表 3-1　三维动态八法中的七法分层应用

治法		代表方药		
		轻度	中度	重度
祛寒法		桂枝汤	理中汤	参附汤
化湿法		正气散	平胃散	实脾饮
清热泻火法		小柴胡汤（肝）	左金丸（肝）	龙胆泻肝汤或当归龙荟丸（肝）
		清胃散（脾胃）	泻黄散（脾胃）	泻心汤类方剂（脾胃）
		导赤散（心）	黄连汤（心）	三黄泻心汤（心）
		泻白散（肺）	清金化痰汤（肺）	葶苈大枣汤（肺）
		葛根芩连汤（大肠）	芍药汤或白头翁汤（大肠）	承气汤类方剂（大肠）
化瘀法		丹参饮	桃红类方剂	大黄䗪虫丸
理气法		香苏饮	柴胡疏肝散	五磨汤
润燥法		麦门冬汤	麦门冬汤	地黄饮子
补益法	益气	党参类方剂	黄芪类方剂	人参类方剂
	益阳	桂枝类方剂	干姜类方剂	附子类方剂

表 3-2　调和法——按照脏腑分类

调和法	肝脾不和	脾胃不和	肝胃不和	心肾不交	肝肾阴虚
	柴胡疏肝散+四君子汤	香砂六君子汤	四逆散+左金丸	交泰丸	滋水清肝饮

（卢晓敏）

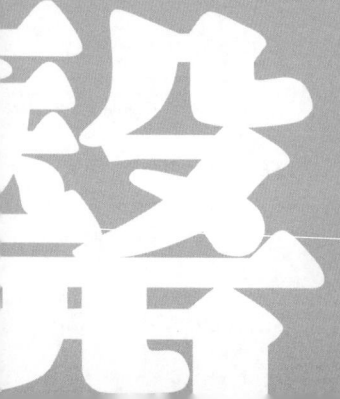

医案拾萃

04

第一部分 脾胃疾病

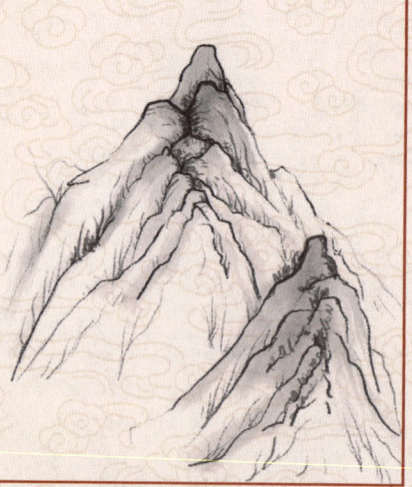

呃逆（功能性消化不良）

病案介绍

初诊

患者女，74岁。

主诉： 反复呃逆30余年。

就诊原因： 患者诉餐后呃逆，声响亮，伴时有嗳气反酸，无明显腹胀，纳眠可，二便调。舌瘦红，苔薄黄腻，脉滑，既往多次行胃镜检查未见异常。曾辗转多地就诊未见明显改善。2015年4月22日初诊。

既往史： 有高血压病、高脂血症、高尿酸血症病史，规律服用降压药，血压控制良好。无糖尿病、冠状动脉粥样硬化性心脏病（冠心病）病史，无肝炎、结核病等传染病病史。否认药物、食物过敏史。已绝经，否认绝经后阴道不规则出血及异常分泌物。

查体： 血压138/88 mmHg，脉搏76次/分，全身皮肤、巩膜无黄染，眼睑结膜无苍白，头颅五官无畸形，唇无发绀，颈软，甲状腺未触及，咽不红，扁桃体不大，双肺呼吸音清，心界如常，心音低钝，各瓣膜区未闻及杂音，腹壁静脉无扩张，腹软，腹部无压痛及反跳痛，肝脏肋下未触及，脾脏肋下未触及，肾区无叩痛，肠鸣音正常。舌瘦红，苔薄黄腻，脉滑。

辅助检查： 2006—2015年多次外院及我院胃镜检查未见明显器质性病变。2015年1月外院查肝酶1组、肝酶2组、血常规、胰功能、腹部彩超均未见明显异常。

中医四诊：

望诊 望神：神志清晰，表情自然。望色：面色少华，暗淡不荣。望形：身材略胖，营养中等。望态：肌肉不削，反应一般。望舌：舌红，苔薄黄。

闻诊 闻声音：言语清晰，呼吸正常，未见咳嗽咳痰、呃逆、哮喘等。闻气味：未闻及特殊气味。

问诊 诉餐后呃逆，声响亮，伴时有嗳气反酸，无明显腹胀，纳眠可，二便调。

切诊 脉滑。

病机分析： 患者为老年女性，四诊合参，本病属中医"胃痞病"范畴，辨证为"脾虚湿滞"。患者年老，脾胃渐衰，运化无权，湿邪阻滞，气机升降失调，胃气上逆，发为呃逆。舌瘦红，苔薄黄腻，脉滑均为脾虚湿滞之征。

诊断辨证：

中医诊断： 胃痞病，脾虚湿滞证。

西医诊断： 功能性消化不良。

治则治法： 健脾祛湿，行气降逆。

处方： 六君子汤加减。

陈皮5克	法半夏15克	太子参15克	茯苓20克
白术15克	甘草5克	鸡内金15克	五指毛桃30克
柿蒂10克	刀豆10克	海螵蛸15克	绵茵陈15克

用法： 7剂，水煎服。

☯ 二诊

进药7剂，患者诉呃逆、嗳气、反酸好转，双下肢水肿，纳眠可，大便正常，口干，舌瘦红，苔薄黄腻，脉滑缓。症状明显缓解，出现下肢水肿，考虑脾虚水泛，仍谨守病机，加强健脾利水，守上方去柿蒂、五指毛桃，加刺五加、薏苡仁，方药如下。

陈皮 5 克	法半夏 15 克	太子参 15 克	茯苓 20 克
白术 15 克	甘草 5 克	鸡内金 15 克	刺五加 30 克
薏苡仁 30 克	刀豆 10 克	海螵蛸 15 克	绵茵陈 15 克

用法：7 剂，水煎服。

三诊

服药 7 剂后复诊，患者呃逆、嗳气明显缓解，双下肢无水肿，胃纳可，大便正常，眠安。舌瘦红，苔薄黄，患者准备回老家，继予六君子汤为基础方治疗 1 周，嘱平时可服健脾理气之剂调摄，如服用陈夏六君丸或淮山薏米陈皮粥之类，随访至今未复发。

按语

此例患者反复呃逆 30 余年，多次查胃镜未见明显器质性病变，可诊断为功能性消化不良。因在老家多次就医，中西药并服，均未见效，患者本已心灰意冷。2024 年 4 月家人劝其再诊，遂来我院。初诊结合患者症状及舌脉，考虑患者年老体衰，病情日久，脾虚为本，脾虚失运，湿邪阻滞，气机运行不畅，而致胃气上逆，发为呃逆。因病机存在虚实夹杂的情况，治疗上应抓住病机，标本兼治，用益气健脾、燥湿化痰的六君子汤加减，再加五指毛桃、绵茵陈、鸡内金、海螵蛸健脾祛湿、消食制酸，柿蒂、刀豆降逆止呕。柿蒂和丁香均为治呃逆之要药，柿蒂与丁香，一苦平一辛热，合用兼得寒热兼济之妙。而本例患者因年老，脾肾虚甚

> 为明显,刀豆为甘平稍偏温之品,功能温中下气、降逆止呕、健脾益肾,与柿蒂配伍,用治此例最为相宜。故患者反映进第二剂即呃逆骤减,复诊后呃逆、嗳气基本消除。综上,临床上只要辨证得当,用药相宜,即使是平淡之剂,也能祛除沉疴宿疾。

（卢晓敏）

胃痞病（功能性消化不良）

病案介绍

初诊

患者女,42岁。

主诉： 反复上腹胀满10月余。

就诊原因： 患者10个月前出现上腹部胀满不适,伴嗳气,情绪时有低落,容易发脾气,进食后、情绪低落时症状明显,无恶心呕吐,无腹痛腹泻。体格检查未见明显异常。2012年11月行胃镜检查提示：上消化道未见明显器质性病变。2012年12月查肝酶1组、肝酶2组、血常规、胰功能、上腹部CT平扫均未见明显异常。一直未予系统诊治,症状反复。于2015年5月15日首诊。

既往史： 平素体健,无高血压、糖尿病、冠心病病史,无肝炎、结核病等传染病病史。否认药物、食物过敏史。末次月经时间为2015年4月

20日，平素月经规律，量、色、质均正常。否认备孕或怀孕可能。

查体： 血压124/80 mmHg，脉搏80次/分，全身皮肤无黄染，巩膜无黄染，眼睑结膜无苍白，头颅五官无畸形，唇无发绀，颈软，甲状腺未触及，咽不红，扁桃体不大，双肺呼吸音清，心界如常，心音低钝，各瓣膜区未闻及杂音，腹壁静脉无扩张，腹软，腹部无压痛及反跳痛，肝脏肋下未触及，脾脏肋下未触及，肾区无叩痛，肠鸣音正常。舌红，苔薄黄，脉沉细。

中医四诊：

望诊 望神：神志清晰，表情自然。望色：面色少华，暗淡不荣。望形：身体强壮，营养良好。望态：肌肉不削，反应灵敏。望舌：舌红，苔薄黄。

闻诊 闻声音：言语清晰，呼吸正常，未见咳嗽咳痰、呃逆、哮喘等，善太息。闻气味：未闻及特殊气味。

问诊 上腹部胀满不适，伴嗳气，情绪时有低落，容易发脾气，进食后、情绪低落时症状明显，无恶心呕吐，无腹痛腹泻。纳眠可，二便调。

切诊 脉沉细。

病机分析： 患者中年女性，四诊合参，本病属中医"胃痞病"范畴，辨证为"肝气郁结，脾虚胃热"。患者脾阳不足，因情志不畅、易发脾气，导致肝脾气机郁滞，升降失常，引发上腹部胀满、嗳气等不适。

诊断辨证：

中医诊断： 胃痞病，肝气郁结、脾阳亏虚证。

西医诊断： 功能性消化不良。

治则治法： 疏肝理气，温阳化湿。

处方： 四逆散加减。

| 柴胡10克 | 枳实10克 | 白芍10克 | 海螵蛸15克 |
| 法半夏15克 | 鸡内金15克 | 茵陈15克 | |

| 熟附子（黑顺片）10克 | | 台乌 15 克 | 太子参 15 克 |

厚朴 10 克　　白蔻仁 5 克（后下）

用法：7 剂，水煎服。

☯ 二诊

服上药后诉上腹部隐痛，时有灼热感，拒按，仍有上腹部胀满，呃逆、嗳气，胃纳一般，大便稀溏，1～2 次／天。舌红，苔薄黄，脉沉细。证属寒热互结，处方如下。

法半夏 15 克	太子参 15 克	干姜 5 克	黄连 5 克
柴胡 15 克	白芍 15 克	云苓 20 克	海螵蛸 15 克
白术 15 克	苏梗 10 克	香附 10 克	厚朴 10 克（后下）

用法：7 剂，水煎服。

☯ 三诊

进药 7 剂后，患者无上腹痛，腹胀明显减轻，以此法为基础，加减治之约 15 天，腹胀、嗳气消失，大便成形，1～2 次／天。随访至今，该病未发。

📋 按语

功能性消化不良是指上腹症状反复发作，排除器质性消化不良的一组综合征，目前西医治疗以对症治疗为主，疗效欠佳，症状易于反复。本例中医属"胃痞病"范畴，胸腹痞闷胀满不舒为主症的病症，功能性消化不良的病因病机多为虚中夹实，标为气滞、湿热，本为脾虚不运。结合本病例特点，患者本素体脾阳不足，因情志不畅、易发脾气，导致肝脾气机郁滞，升降失常，引发上腹部胀满，初诊辨证为肝气郁结，脾阳亏虚，选方以四逆散加减，疏肝理气，温阳化湿，方中柴胡疏肝理气，台乌顺气开郁，枳实、厚朴行气消胀，白芍柔肝解郁，法半夏行气散结，附子温脾阳，鸡内金消食除胀，海螵蛸制酸，太子参补脾气，茵陈、白蔻仁化湿，方中以行气药为主，抒发肝气，调畅中焦气机，直中病机。复诊时，患者出现上腹痛，有灼热感，拒按，腹胀、嗳气等一派"热象、实象"，但董明国细察患者脉象为沉细，本质为脾阳不足，仍寒热互结于心下，切记不能因表象而妄投寒凉清热药，改为半夏泻心汤，寒热平调，散结除痞。方中法半夏散结除痞，又善降逆止呕，为君药；臣以干姜之辛热温中散寒，黄连之苦寒以泄热开痞，上三味寒热平调，辛开苦降，因患者本质是脾阳不足，又无上焦热象，故去黄芩，以防寒凉药太过而进一步损伤脾阳。柴胡、厚朴、香附、白芍疏肝柔肝，行气消胀，条达全身气机，佐以太子参、白术、云苓补脾虚、祛湿，海螵蛸制酸止痛。本案例根据患者病情变化，紧扣病机，随证处方，不被假象欺瞒，谨守病机，应手取效。

（卢晓敏）

胃痞病（寒热错杂证）

病案介绍

初诊

患者女，60岁。

主诉：上腹部胀闷不适1年余。

就诊原因：患者1年前出现上腹部胀闷，无嗳气、反酸，无腹痛、腹泻等不适。分别于2022年8月、2023年3月行胃镜检查，病理提示疾病有进展，患者恐其会发展成胃癌，遂前来就诊。于2023年8月7日就诊，刻下症见：上腹部胀闷，时有隐痛不适，伴口干，胃纳尚可，睡眠正常，小便正常，大便软稀。

既往史：无特殊病史。

查体：腹平软，未见胃肠型和蠕动波，全腹部无压痛及反跳痛，肝脾肋下未及，墨菲征阴性，肝肾区无叩击痛，肠鸣音正常。

辅助检查：2022年8月31日外院胃镜检查提示，慢性浅表性胃炎伴糜烂。病理检查提示：①（胃窦）病变符合慢性浅表性胃炎。a.慢性炎症（+）；b.活动性炎症（+）；c.萎缩（−）；d.肠上皮化生（−）；e.幽门螺杆菌感染（+）。②（胃角）病变符合慢性萎缩性胃炎。a.慢性炎症（+）；b.活动性炎症（+）；c.萎缩（++）；d.肠上皮化生（−）。2022年12月16日 ^{14}C 呼气试验提示：幽门螺杆菌感染（+），DPM=64。2023年3月7日外院胃镜检查：糜烂性胃炎伴陈旧性出血（萎缩，待排查）；病理检查提示：（胃窦）胃黏膜轻度慢性炎症，伴肠上皮化生，未见黏膜肌。

中医四诊：舌淡红，苔黄腻，脉弦细。

病机分析：患者上腹部胀闷不适，结合舌脉考虑寒热错杂证型，脾寒胃热，中焦不通，故觉上腹部胀闷不适。舌淡红，苔黄腻，脉弦细也符合寒热错杂的征象。

诊断辨证：

中医诊断：胃痞病，寒热错杂证。

西医诊断：①慢性萎缩性胃炎；②胃黏膜肠上皮化生；③幽门螺杆菌感染。

治则治法：寒热平调，散结除痞。

处方：半夏泻心汤加减。

姜半夏 10 克	熟党参 15 克	黄连 5 克	黄芩 5 克
干姜 5 克	炙甘草 5 克	白术 10 克	麦冬 15 克
白芍 30 克	玉竹 10 克	百合 10 克	蒸陈皮 10 克
海螵蛸 30 克	大枣 10 克		

用法：分次温服 7 剂，水煎取药汁 400 mL。

☯ 二诊（2023 年 8 月 15 日）

服后症状有所改善，餐后饱胀明显，胃无隐痛，舌淡红，苔白腻，脉弦，左脉尤甚。治以消食和肝理脾化湿。

处方：自拟消食和肝理脾方加减。

砂仁 10 克	姜半夏 10 克	熟党参 15 克	炙甘草 5 克
茯苓 20 克	广藿香 20 克	白扁豆 20 克	姜厚朴 10 克
大枣 15 克	四制香附 10 克	白芍 10 克	甘草 10 克
青皮 5 克	芡实 10 克	大豆黄卷 30 克	鸡内金 10 克
建曲 10 克			

用法：分次温服 7 剂，水煎取药汁 400 mL。

☯ 三诊（2023 年 8 月 23 日）

患者诉胀闷不明显，胃痛频，中医四诊见舌淡红苔黄腻，脉弦，提示为寒热错杂证。治以寒热平调，散结除痞。

处方：①兰索拉唑肠溶片 30 mg 口服，每日 1 次，服用 7 天，饭前服。②半夏泻心汤加减。

姜半夏 10 克	黄芩 10 克	黄连 5 克	干姜 10 克
白芍 30 克	大枣 10 克	炙甘草 5 克	炒麦芽 30 克
炒稻芽 30 克	救必应 10 克	党参 30 克	枳实 10 克

| 桂枝 10 克 | 白术 10 克 | 炒川楝子 10 克 | 大豆黄卷 30 克 |

用法：分次温服 7 剂，水煎取药汁 400 mL。

☯ 四诊（2023 年 9 月 1 日）

胃痛好转，纳眠可，大便正常，乏力，中医四诊见舌淡，苔薄白，脉弦，提示为脾胃气滞证。治以行气健脾。

处方：四君子汤合五磨汤加减。

沉香 5 克	枳实 10 克	炒莱菔子 10 克	炒稻芽 30 克
姜厚朴 10 克	麦冬 10 克	熟党参 20 克	白术 10 克
炙甘草 10 克	茯苓 10 克	炒麦芽 30 克	鸡内金 10 克
仙鹤草 20 克	大枣 10 克		

用法：分次温服 14 剂，水煎取药汁 400 mL。

☯ 五诊（2023 年 10 月 16 日）

症状较前改善，舌淡，苔白，脉弦，诊断为肝脾不和。治以和肝理脾。

处方：自拟和肝理脾方。

甘草 5 克	炒莱菔子 10 克	四制香附 10 克	麸炒枳实 10 克
白术 10 克	仙鹤草 20 克	布渣叶 10 克	炒稻芽 30 克
炒麦芽 30 克	木香 10 克	干石斛 10 克	姜半夏 10 克
大豆黄卷 20 克	玉竹 10 克		

用法：分次温服 28 剂，水煎取药汁 400 mL。

☯ 六诊（2023 年 11 月 17 日）

近期出现上腹痛，舌红，苔少，脉弦细，诊断为肝阴虚证。治以滋水清肝。

处方：滋水清肝饮。

| 醋北柴胡 10 克 | 白芍 15 克 | 茯苓 10 克 | 麦芽 30 克 |
| 枸杞子 15 克 | 四制香附 15 克 | 大枣 10 克 | 酒女贞子 15 克 |

墨旱莲 10 克　　佛手 10 克　　桑葚 15 克　　木香 10 克
素馨花 10 克　　酒黄精 20 克

用法： 分次温服 7 剂，水煎取药汁 400 mL。

☯ 七诊（2023 年 12 月 12 日）

无特殊不适，舌红，苔薄，脉弦细。2023 年 12 月 12 日复查胃镜提示：慢性浅表性胃炎；^{14}C 呼气试验（各类呼气试验）：DPM=55。

处方： 守前方，加用三七片 5 克、灵芝 10 克。

用法： 分次温服 14 剂，水煎取药汁 400 mL。

📖 按语

> 本例患者以上腹部胀闷不适 1 年余为主诉，结合舌脉考虑辨证为寒热错杂，脾主升清，喜燥恶湿，若脾虚清阳不升，温煦失职则生内寒，若湿困脾阳，脾阳受损则虚寒内生。胃主通降，喜润恶燥，胃气易于壅滞，郁而化热，治以寒热平调，散结除痞。故选用半夏泻心汤加减，以辛温之半夏散结除痞，辛热之干姜温中散寒，黄芩、黄连之苦寒以泄热开痞，又缘于中虚失运，以党参、大枣甘温益气，以补脾虚，甘草补脾和中而和诸药，配合麦冬、玉竹、百合养胃阴，白芍敛肝，海螵蛸制酸止痛，陈皮理气健脾，后续以健脾、和肝、养阴及消食，经 4 个月治疗，萎缩性胃炎转变为浅表性胃炎，疗效显著。

（卢晓敏）

胃痞病（脾虚气滞证）

病案介绍

初诊

患者女，44岁。

主诉：胃胀2年余。

就诊原因：患者2年前出现胃胀，夜间隐痛，反酸，无腹泻，大便正常。2022年外院胃镜检查提示为慢性萎缩性胃炎，曾四处求诊，症状改善不明显，遂来就诊。于2023年9月1日就诊，刻下症见：胃胀，反酸，胃纳尚可，睡眠正常，大小便正常。

既往史：无特殊病史。

查体：腹平软，未见胃肠型和蠕动波，全腹部无压痛及反跳痛，肝脾肋下未及，墨菲征阴性，肝肾区无叩击痛，肠鸣音正常。

辅助检查：2022年外院胃镜检查提示为慢性萎缩性胃炎。

中医四诊：舌淡，苔少，脉弦细。

病机分析：患者胃胀，伴夜间隐痛，反酸，结合舌脉，考虑辨证为脾虚气滞。中焦不运则胃胀，中焦不通则胃痛，气滞而上逆则反酸。

诊断辨证：

中医诊断：胃痞病，脾虚气滞证。

西医诊断：慢性萎缩性胃炎（轻度）。

治则治法：健脾理气。

处方：香砂六君子汤加减。

熟党参 15 克	白术 20 克	茯苓 10 克	甘草 5 克
蒸陈皮 10 克	姜半夏 10 克	厚朴花 10 克	白芍 15 克
木香 10 克	砂仁 10 克	酒女贞子 10 克	金樱子 10 克
墨旱莲 10 克	大豆黄卷 20 克	炒川楝子 10 克	

用法：分次温服 28 剂，水煎取药汁 400 mL。

☯ 二诊（2023 年 10 月 6 日）

症状较前改善，舌稍红，苔少，脉弦细，考虑为肝胃不和。治以疏肝和胃，益气养阴。

处方：柴胡疏肝散。

太子参 10 克	白术 10 克	茯苓 10 克	蒸陈皮 10 克
姜半夏 10 克	白芍 15 克	醋北柴胡 10 克	炙甘草 5 克
四制香附 10 克	乌药 10 克	预知子（八月札）10 克	
麸炒枳实 10 克	麦冬 10 克	合欢花 10 克	紫苏梗 10 克

用法：分次温服 14 剂，水煎取药汁 400 mL。

☯ 三诊（2023 年 10 月 21 日）

舌淡红，苔少，脉细，诊断为胃阴不足。治以养阴益胃。

处方：麦门冬汤。

干石斛 15 克	稻芽 30 克	乌梅 10 克	玉竹 15 克
白芍 30 克	紫苏梗 10 克	炒稻芽 30 克	预知子 10 克
麦冬 15 克	法半夏 10 克	甘草 5 克	山药 10 克

用法：分次温服 21 剂，水煎取药汁 400 mL。

☯ 四诊（2023 年 11 月 12 日）

舌淡，苔薄，脉沉弦，提示胃阴本虚兼有肾阴不足，治以和肝、补肾阴。

处方：自拟和肝补肾方。

醋北柴胡 10 克　　白芍 15 克　　茯神 15 克　　麦芽 30 克
枸杞子 15 克　　四制香附 15 克　　大枣 10 克　　盐菟丝子 10 克
酒女贞子 20 克　　墨旱莲 10 克　　佛手 10 克　　酒黄精 20 克
桑葚 30 克　　乌药 15 克　　素馨花 10 克

用法：分次温服 28 剂，水煎取药汁 400 mL。

五诊（2023 年 12 月 10 日）

舌淡，苔薄，脉沉，诊断为肾精不足。治以补肾填精。

处方：左归饮加减。

山药 15 克　　枸杞子 15 克　　山萸肉 15 克　　盐牛膝 15 克
酒苁蓉 15 克　　麦芽 30 克　　茯苓 10 克　　白芍 30 克
盐菟丝子 10 克　　五指毛桃 30 克　　金樱子 10 克　　酒黄精 10 克
预知子 10 克　　干石斛 10 克

用法：分次温服 28 剂，水煎取药汁 400 mL。

六诊（2024 年 5 月 24 日）

2024 年 5 月 23 日复查胃镜：慢性浅表性胃炎伴糜烂；胃底体多发息肉并内镜下黏膜切除术（钳除术）；十二指肠憩室。内镜组织病理活检：①（胃底体）病变符合胃底腺息肉。②（胃窦）中度黏膜慢性炎症。

按语

> 本例患者以胃胀 2 年余为主诉，伴夜间隐痛，反酸，结合舌脉，考虑辨证为脾虚气滞，脾虚气滞，中焦不运则胃胀，中焦不通则胃痛，气滞而上逆则反酸。治以理气健脾，方选香砂六君子汤加减，党参益气健脾，补中养胃；白术健脾燥湿；茯苓渗湿健脾；陈皮、木香芳香醒脾，理气止痛；

> 半夏化痰燥湿；砂仁健脾和胃，理气散寒；配合川楝子疏肝泄热，行气止痛；女贞子、墨旱莲补益肾阴，金樱子敛脾补肾，大豆黄卷清热利气。后续以疏肝理气，和肝补肾，滋养胃阴治疗。复查胃镜提示萎缩性胃炎痊愈，症状改善。

（卢晓敏）

胃痞病（脾湿气滞证）

病案介绍

初诊

患者女，62岁。

主诉：胃脘不适1年。

就诊原因：患者胃脘不适1年。2022年7月12日外院胃镜、病理检查提示：（胃息肉）胃底腺息肉；萎缩（+++），肠化（+++）。患者恐疾病进展，遂于2022年8月19日前来就诊。刻下症见：胃胀，胃纳尚可，睡眠正常，大小便正常。

既往史：无特殊病史。

查体：腹平软，未见胃肠型和蠕动波，全腹部无压痛及反跳痛，肝脾肋下未及，墨菲征阴性，肝肾区无叩击痛，肠鸣音正常。

辅助检查：2022年8月血清铁蛋白测定、胃蛋白酶原Ⅱ测定、癌胚抗原测定（CEA）、胃蛋白酶原Ⅰ测定、糖类抗原测定、甲胎蛋白测定（AFP）未见异常。2022年7月12日外院胃镜检查提示：慢性萎缩性胃炎伴糜烂，胃体息肉（已钳除）；幽门螺杆菌感染（－）。病理检查提示：（胃息肉）胃底腺息肉，萎缩（+++），肠化（+++）。

中医四诊：舌、脉象示舌淡，苔黄厚腻，脉细稍弦滑。

病机分析：患者胃脘部不适，结合舌脉，考虑辨证为胃脾湿气滞，湿气蕴脾则阻滞中焦气机，脾失健运。此外，舌淡，苔黄厚腻，脉细稍弦滑，符合脾湿气滞征象。

诊断辨证：

中医诊断：胃痞病，脾湿气滞证。

西医诊断：慢性萎缩性胃炎。

治则治法：健脾、消食、行气、和胃、燥湿。

处方：陈夏六君子汤。

熟党参15克	白术20克	茯苓15克	甘草5克
蒸陈皮10克	法半夏10克	厚朴花10克	白芍15克
墨旱莲15克	炒麦芽30克	炒稻芽30克	四制香附10克
预知子10克	九里香10克		

用法：分次温服7剂，水煎取药汁400 mL。

☯ 二诊（2022年8月27日）

症状稍改善，舌淡苔白腻，脉濡细。

处方：①胃复春胶囊0.7克口服，每日3次，服用7天；②健胃消胀片3片，口服，每日3次，服用6天；③中药在前方基础上进行加减，减香附、预知子、九里香，加五指毛桃30克、豆蔻10克、沉香5克。

用法：分次温服14剂，水煎取药汁400 mL。

☯ 三诊（2022 年 9 月 12 日）

前述症状改善，舌淡，苔白厚腻，脉濡细。

处方：①胃复春胶囊 0.7 克口服，每日 3 次，服用 7 天；②健胃消胀片 3 片，口服，每日 3 次，服用 6 天；③中药在前方基础上进行加减，减五指毛桃，加布渣叶 10 克、玉竹 10 克。

用法：分次温服 7 剂，水煎取药汁 400 mL。

☯ 四诊（2022 年 9 月 20 日）

前述症状改善，舌淡，苔白厚腻，脉濡细。

处方：守前方。

用法：分次温服 7 剂，水煎取药汁 400 mL。

☯ 五诊（2022 年 9 月 28 日）

胃胀改善，舌淡红，苔黄腻，脉濡细，现证为脾虚湿盛。治以健脾祛湿。

处方：参苓白术散加减。

熟党参 15 克	白术 15 克	茯苓 15 克	炒白扁豆 20 克
蒸陈皮 10 克	山药 15 克	炙甘草 5 克	莲子 15 克
砂仁 10 克	薏苡仁 15 克	桔梗 10 克	炒稻芽 30 克
炒麦芽 30 克	大豆黄卷 20 克	沉香 10 克	

用法：分次温服 7 剂，水煎取药汁 400 mL。

☯ 六诊（2022 年 10 月 6 日）

舌淡胖，苔白腻，脉濡细。

处方：①胃复春胶囊 0.7 克口服，每日 3 次，服用 7 天；②健胃消胀片 6 片，口服，每日 3 次，服用 6 天；③中药在前方的基础上进行加减，减桔梗，加预知子 10 克、豆蔻 10 克。

用法：分次温服 7 剂，水煎取药汁 400 mL。

七诊（2022 年 10 月 14 日）

舌红，苔黄偏干，舌底络脉迂曲，脉细弦，现证为胃阴不足。治以养阴益胃，消食导滞。

处方： 守前方。

用法： 分次温服 7 剂，水煎取药汁 400 mL。

八诊（2022 年 10 月 22 日）

症状改善，加强消食导滞作用。

处方： 五磨汤加减。

炒稻芽 30 克	炒麦芽 30 克	枳实 10 克	姜厚朴 10 克
麦冬 15 克	法半夏 10 克	蒲公英 10 克	木香 10 克
炒莱菔子 10 克	四制香附 10 克	大豆黄卷 30 克	沉香 10 克
玉竹 10 克			

用法： 分次温服 7 剂，水煎取药汁 400 mL。

九诊（2022 年 10 月 30 日）

舌淡，苔白厚，脉细弦。续以理气健脾，消食，养阴。

处方： 陈夏六君子汤加减。

熟党参 15 克	白术 20 克	茯苓 15 克	甘草 5 克
蒸陈皮 10 克	法半夏 10 克	厚朴花 10 克	白芍 30 克
墨旱莲 15 克	干石斛 5 克	炒麦芽 30 克	炒稻芽 30 克
玉竹 10 克	预知子 10 克	酒黄精 20 克	

用法： 分次温服 7 剂，水煎取药汁 400 mL。

十诊（2022 年 11 月 7 日）

舌淡，苔厚偏黄，脉细弦。

处方： 在前方的基础上进行加减。

熟党参 15 克	白术 20 克	茯苓 10 克	甘草 5 克

蒸陈皮 10 克	法半夏 10 克	厚朴花 10 克	白芍 15 克
木香 10 克	砂仁 10 克	预知子 10 克	九里香 10 克
白花蛇舌草 10 克	乌梅 10 克	麦冬 10 克	莱菔子 10 克
太子参 10 克	沉香 5 克		

用法：分次温服 7 剂，水煎取药汁 400 mL。

十一诊（2022 年 11 月 18 日）

近日出现胃反酸，舌、脉变化不大。

处方：守前方加减。

熟党参 15 克	白术 20 克	茯苓 10 克	甘草 5 克
蒸陈皮 10 克	法半夏 10 克	厚朴花 10 克	白芍 15 克
木香 10 克	砂仁 10 克	预知子 10 克	麦冬 10 克
墨旱莲 10 克	海螵蛸 20 克		

用法：分次温服 7 剂，水煎取药汁 400 mL。

十二诊（2023 年 1 月 5 日）

2023 年 1 月 3 日复查胃镜：慢性胃炎（萎缩、肠化待排查）；内镜组织活检病理：（胃窦、胃角）胃黏膜轻度慢性炎症，伴肠上皮化生，未见黏膜肌，不除外慢性萎缩性胃炎。

按语

本例患者以胃脘部不适 1 年为主诉，结合舌脉，考虑辨证为胃脾湿气滞，湿气蕴脾则阻滞中焦气机，脾失健运，故胃脘不适，舌淡，苔黄厚腻，脉细稍弦滑符合脾湿气滞征象。治以健脾消食，行气和胃，燥湿，方宜陈夏六君子汤加减，党参、白术、茯苓、甘草"四君子汤"以补益脾气；半夏、陈皮燥湿健脾，配合炒稻芽、炒麦芽消食和胃；厚朴花燥湿除胀；白芍敛肝；

> 香附、预知子疏肝理气；九里香理气活血；墨旱莲清热。后续在舌脉变化不大的情况下，以原方进行加减，复查胃镜提示萎缩及肠化均好转。

（卢晓敏）

胃痞病（肝郁脾虚证）

病案介绍

初诊

患者女，39岁。

主诉：反复胃脘部不适多年。

就诊原因：反复胃脘部不适多年，未引起重视，2023年10月26日外院病理检查提示慢性萎缩性胃炎（萎缩+，肠化++，异型增生+），患者恐疾病进展，遂前来我处就诊。刻下症见：胃胀，胃纳尚可，睡眠正常，大小便正常。于2023年11月1日就诊。

既往史：无特殊病史。

查体：腹平软，未见胃肠型和蠕动波，全腹部无压痛及反跳痛，肝脾肋下未及，墨菲征阴性，肝肾区无叩击痛，肠鸣音正常。

中医四诊：舌淡红，苔薄有裂纹，脉细弦。

病机分析：患者反复胃脘部不适多年，结合舌脉，考虑肝郁脾虚，肝属木，脾胃属土。肝气郁滞则乘犯脾胃，舌淡红，苔薄有裂纹，脉细弦均符合此征象。

诊断辨证：

中医诊断： 胃痞病，肝郁脾虚证。

西医诊断： 慢性萎缩性胃炎（伴肠化）。

治则治法： 和肝理脾。

处方： 自拟和肝理脾方加减。

甘草 10 克	炒莱菔子 10 克	四制香附 15 克	麸炒枳实 10 克
紫苏梗 10 克	麸炒白术 10 克	稻芽 30 克	煨葛根 10 克
青皮 10 克	太子参 15 克	鸡内金 10 克	五指毛桃 30 克
白芍 30 克			

用法： 分次温服 14 剂，水煎取药汁 400 mL。

☯ 二诊（2023 年 11 月 22 日）

舌淡红，苔薄有裂纹，脉细弦。治以健脾理气消食。

处方： 四君子汤＋消食理气和肝之品。

枳实 10 克	炒莱菔子 10 克	炒稻芽 30 克	麦冬 20 克
熟党参 15 克	白术 10 克	炙甘草 10 克	茯苓 10 克
炒麦芽 30 克	鸡内金 10 克	酒女贞子 20 克	海螵蛸 20 克
郁金 20 克	四制香附 20 克		

用法： 分次温服 7 剂，水煎取药汁 400 mL。

☯ 三诊（2023 年 11 月 30 日）

偶见胃隐痛不适，肝脾不和。治以和肝理脾。

处方： 陈夏六君子汤加减，另加九香虫、预知子行气止痛。

法半夏 10 克	蒸陈皮 10 克	茯苓 15 克	麦冬 10 克
玉竹 10 克	炒山楂 5 克	白芍 30 克	四制香附 10 克
墨旱莲 10 克	海螵蛸 20 克	九香虫 10 克	预知子 10 克

用法：分次温服 7 剂，水煎取药汁 400 mL。

☯ 四诊（2023 年 12 月 8 日）

胃痛间发，舌淡，苔黄厚，中有裂纹，脉细弦。治以消食和肝理脾，化湿和胃。

处方：陈夏六君子汤加减。

白术 10 克	熟党参 15 克	茯苓 10 克	蒸陈皮 10 克
姜半夏 10 克	炙甘草 5 克	四制香附 15 克	炒麦芽 30 克
紫苏梗 10 克	墨旱莲 15 克	蒲公英 10 克	广藿香 10 克
夏枯草 20 克	海螵蛸 20 克	醋莪术 10 克	

用法：分次温服 7 剂，水煎取药汁 400 mL。

☯ 五诊（2023 年 12 月 16 日）

处方：和肝补肾消食汤。

炒莱菔子 10 克	麦冬 20 克	熟党参 20 克	白术 10 克
炙甘草 10 克	茯苓 10 克	鸡内金 10 克	郁金 10 克
盐菟丝子 10 克	肉苁蓉 10 克	酒黄精 20 克	麦芽 30 克
预知子 10 克			

用法：分次温服 7 剂，水煎取药汁 400 mL。

☯ 六诊（2023 年 12 月 25 日）

舌淡红，苔白腻有裂纹，脉细。继续治以消食和肝理脾，化湿和胃。

处方：①健胃消胀片 6 片，口服，每日 3 次，服用 6 天；②自拟汤剂，陈夏六君子汤加减。

熟党参 15 克	白术 10 克	茯苓 10 克	蒸陈皮 10 克
姜半夏 10 克	炙甘草 5 克	四制香附 15 克	炒麦芽 30 克
紫苏梗 10 克	墨旱莲 15 克	蒲公英 10 克	广藿香 10 克
预知子 10 克	醋莪术 10 克		

用法：分次温服 7 剂，水煎取药汁 400 mL。

☯ 七诊（2024 年 1 月 8 日）

舌红苔少，脉细弦。胃阴不足。治以养阴益胃、消食行气。

处方：①健胃消胀片 6 片，口服，每日 3 次，服用 6 天；②麦门冬汤。

麦冬 15 克	法半夏 10 克	甘草 5 克	山药 10 克
干石斛 10 克	乌梅 10 克	玉竹 15 克	白芍 15 克
炒稻芽 30 克	砂仁 10 克	炒莱菔子 10 克	乌药 10 克
麸炒枳实 10 克	百合 10 克	姜厚朴 10 克	

用法： 分次温服 14 剂，水煎取药汁 400 mL。

☯ 八诊（2024 年 1 月 23 日）

处方：①健胃消胀片 6 片，口服，每日 3 次，服用 7 天；②自拟汤剂，陈夏六君子汤加减。

甘草 10 克	炒莱菔子 10 克	四制香附 10 克	紫苏梗 10 克
白术 10 克	稻芽 30 克	青皮 10 克	木香 10 克
干石斛 10 克	白芍 30 克	预知子 10 克	南沙参 10 克
酒黄精 20 克	海螵蛸 20 克		

用法： 分次温服 7 剂，水煎取药汁 400 mL。

☯ 九诊（2024 年 2 月 6 日）

处方：陈夏六君子汤合消食药加减。

炒麦芽 30 克	紫苏梗 10 克	法半夏 10 克	白术 10 克
炒稻芽 20 克	茯苓 15 克	麦冬 15 克	炒莱菔子 10 克
白芍 30 克	大豆黄卷 30 克	布渣叶 15 克	枳实 10 克
厚朴花 10 克			

用法： 分次温服 28 剂，水煎取药汁 400 mL。

☯ 十诊（2024年3月6日）

患者口干口苦，舌淡红，苔转微黄腻，大便溏。考虑病变日久，有郁而化热之象，脾虚为本，湿邪在下，形成上热下寒之证。

处方：半夏泻心汤合行气化湿药物加减。

姜半夏10克	黄芩10克	黄连5克	干姜10克
白芍30克	麦芽30克	大枣10克	炙甘草5克
炒麦芽30克	炒稻芽30克	炒莱菔子10克	党参30克
枳实10克	九里香10克	大豆黄卷30克	
预知子10克			

用法：分次温服7剂，水煎取药汁400 mL。

☯ 十一诊（2024年3月14日）

处方：①酪酸梭菌肠球菌三联活菌片（适怡）0.4克，口服，每日3次，服用7天；②自拟汤剂，香苏散合消食健脾之品加减。

甘草10克	炒莱菔子10克	四制香附10克	紫苏梗10克
白术10克	稻芽30克	青皮10克	太子参10克
布渣叶10克	木香10克	干石斛10克	白芍30克
预知子10克	南沙参10克	海螵蛸20克	红花10克

用法：分次温服7剂，水煎取药汁400 mL。

☯ 十二诊（2024年4月1日）

2024年3月30日外院病理检查提示：慢性萎缩性胃炎（萎缩＋，肠化＋＋，异型增生0）。

处方：柴胡疏肝散。

太子参10克	白术10克	茯苓10克	蒸陈皮10克
姜半夏10克	白芍15克	北柴胡10克	炙甘草5克
四制香附10克	预知子10克	麸炒枳实10克	莱菔子10克

牡蛎 20 克　　　浙贝母 20 克

用法： 分次温服 7 剂，水煎取药汁 400 mL。

按语

　　本例患者以反复胃脘部不适多年为主诉，结合舌脉，考虑为肝郁脾虚证，肝属木，脾胃属土。肝气郁滞则乘犯脾胃，舌淡红，苔薄有裂纹，脉细弦均符合此征象。治以和肝理脾，自拟和肝理脾方：甘草、炒莱菔子、四制香附、麸炒枳实、紫苏梗、麸炒白术、稻芽、煨葛根、青皮、太子参、鸡内金、五指毛桃、白芍。根据患者舌脉进行加减，方中香附、苏梗、青皮疏肝理气，麸炒枳实行气导滞，鸡内金、炒莱菔子、稻芽消食，麸炒白术健脾益气，太子参气阴双补，白芍敛肝，葛根疏解少阳，五指毛桃健脾化湿，甘草补中调和诸药。后续和肝、理脾、养阴、消食等治疗。

（卢晓敏）

胃痞病（肝胃不和证）

病案介绍

初诊

患者女，66 岁。

主诉： 反复出现胃脘部不适 3 年。

就诊原因： 患者于 3 年前无明显诱因出现胃脘部不适，呈阵发性隐痛，伴喉咙干痒，无发热、恶寒，无咳嗽、咳痰，无恶心、呕吐，无反酸、嗳气，无腹胀、腹泻等不适。患者目前精神尚可，体力正常，纳眠可，二便调。

既往史： 平素体健，否认高血压、糖尿病、冠心病等慢性病病史，否认肝炎、结核病等传染病病史。无外伤及手术史、输血史。否认药物及食物过敏史。长期居住原籍，居住条件可，无疫区疫水接触史，无烟酒史。已婚已育，子女、配偶体健。否认家族遗传病病史。

查体： 体温 36.5℃，脉搏 71 次/分，血压 114/74 mmHg，呼吸 16 次/分。神志清楚，精神尚可，发育正常，形体中等，营养良好，体位自如，查体合作。皮肤黏膜无黄染，未见皮疹和出血点，浅表淋巴结未触及肿大。头颅五官端正，双瞳孔等大等圆，对光反射存在，伸舌居中。咽无充血，双扁桃体无肿大。颈软，气管居中，颈静脉无怒张，甲状腺未扪及。胸廓对称无畸形，双肺呼吸音清，双肺未闻及干、湿啰音，心律尚齐，各瓣膜听诊区未闻及病理性杂音。腹软，全腹部无压痛，无反跳痛，肝脾肋下未扪及，墨菲征阴性，麦氏点无压痛，肝肾区无叩击痛，腹水移动性浊音阴性，肠鸣音正常。脊柱、四肢无畸形，双下肢无水肿，四肢肌力、肌张力正常，生理反射存在，病理反射未引出。

辅助检查： 外院胃镜检查提示有慢性萎缩性胃炎；病理检查提示胃部有不典型增生。

中医四诊： 舌淡红，中有裂纹，舌底迂曲，苔薄白，脉弦细。

诊断辨证：

中医诊断：胃痞病，肝胃不和证。

西医诊断：慢性萎缩性胃炎（伴不典型增生）。

治则治法：疏肝和胃。

处方：柴芍六君子汤。

乌药 10 克	炒槟榔 10 克	姜半夏 10 克	茯苓 10 克
沉香 6 克	姜厚朴 10 克	大枣 10 克	麦冬 15 克
玉竹 15 克	灵芝 20 克	桃仁 10 克	红花 10 克
麸炒白术 10 克	党参 10 克	炒莱菔子 10 克	

二诊

给予上方服用 7 剂后，患者自诉胃脘部疼痛情况有所改善，食后仍有不适，喉咙干痒，予消食六君子汤，健脾理气消食。

甘草 5 克	蒸陈皮 10 克	炒麦芽 30 克	炒稻芽 30 克
熟党参 15 克	麸炒白术 10 克	茯苓 15 克	木香 10 克
炒鸡内金 10 克	建曲 10 克	肉桂 3 克	酒黄精 20 克
预知子 10 克	九香虫 10 克	海螵蛸 10 克	

三诊

上方服用 7 剂后，患者自觉胃脘部疼痛较前改善，偶有胃胀，大便较前干结，此为脾运而肝气郁结，当疏肝理气，方选柴胡疏肝散加减。

北柴胡 10 克	枳实 5 克	川楝子 10 克	木香 10 克
紫苏梗 10 克	蒲公英 15 克	吴茱萸 5 克	炒稻芽 30 克
白芍 30 克	大枣 10 克	甘草 5 克	丹参 10 克
火麻仁 10 克	仙鹤草 20 克		

四诊

上方服用 7 剂后，患者自觉症状较前改善，经多次辨证施治，症状均较前明显改善，规律门诊随诊。

按语

> 本例患者以胃痛兼胁痛为主诉,肝经循行胁肋,伴泄泻,综合舌脉情况,辨证为肝郁脾虚证,治疗宜疏肝健脾,故选用柴芍六君子汤,健脾同时配以柴胡疏肝,白芍敛肝,有扶土抑木之功效,佐以元胡、五灵脂止痛,蛇舌草、半枝莲清热解毒,内金、防风、浮小麦健脾运化止汗,加入薏仁、芡实以涩肠止泻,瓦楞子以制酸止痛,旋覆花、代赭石以降逆气,蔻仁、佩兰化湿运脾胃,经 4 个月治疗,一举扭转病情,萎缩性胃炎变为浅表性胃炎,患者自觉症状减轻,纳食可,精神好,有较好的疗效。

(卢晓敏)

胃痞病(脾虚湿蕴证)

病案介绍

初诊

患者男,36 岁。

主诉:腹胀、便溏 1 年余。

就诊原因:患者就诊前 1 年无明显诱因下出现腹胀,餐后明显,大便不成形,1~2 次/天,伴有胃灼热,反酸。纳一般,眠尚可,小便正常,无恶寒、发热,无头晕、头痛,无心悸,无恶心、呕吐,无腹痛,无尿频、尿急、尿痛等不适，近期体重无明显改变。

既往史： 平素体健，无传染病病史，无药物及食物过敏史，无吸烟喝酒等不良嗜好，无放射性物质及化学毒物接触史。

查体： 腹平软，无压痛及反跳痛，墨菲征阴性，麦氏点无压痛，肝脾肋下未及，肝肾区无叩痛，肠鸣音正常，4次/分。舌淡，苔白，脉细弱。

辅助检查： 胃镜检查提示慢性萎缩性胃炎伴肠化（待排查）；病理检查显示胃黏膜慢性炎症，萎缩（++），肠化（++），伴不典型增生。

中医四诊： 舌体胖大，舌淡苔白，脉细弱。

诊断辨证：

中医诊断： 胃痞病，脾虚湿蕴证。

西医诊断： 慢性萎缩性胃炎（伴不典型增生）。

治则治法： 益气健脾，化湿和胃。

处方： 七味白术散加八月札、九里香（七八九）加减。

熟党参15克	白术20克	茯苓10克	甘草5克
蒸陈皮10克	姜半夏10克	厚朴花10克	白芍15克
木香10克	砂仁10克	干石斛10克	麦冬10克
八月札10克	茵陈10克	九里香10克	

用法： 水煎取药汁400 mL，分次口服，每日1剂，2次/天，共7剂，温服。

二诊

服用前方7天后上述症状较前减轻，继续给予原方。

按语

本例患者反复上腹部不适，结合中医四诊合参，当属"胃痞病"范畴，证属脾虚湿蕴证；方选"七八九"加减。预知子，又名八月札、八月瓜、

> 野香蕉等，疏肝理气，活血止痛，散结，利尿，其主要成分为三萜皂苷且以常春藤皂苷为主，也发现了香豆素、环烯醚萜类、油脂类、氨基酸类等非皂苷成分。在药理作用方面，关于预知子的抗癌、抗抑郁作用研究较多，临床上常作为治疗肿瘤疾病，也经常配伍其他药材治疗消化系统疾病，在抗菌、抗炎、利尿、治疗脑卒中等方面也具有应用价值。九里香，又名九秋香、过山香、黄金桂、千只眼、月橘等，性温，味辛，微苦，归心、肝、肺经，具有行气活血、散瘀止痛、解毒消肿等作用。

（卢晓敏）

胃痞病（脾虚气滞证）

病案介绍

初诊

患者女，55岁。

主诉：反复出现胃脘部不适1年。

就诊原因：患者于1年前无明显诱因发现胃脘部不适，食后尤甚，偶有反酸，晨起口苦，无发热、恶寒，无恶心、呕吐、嗳气、腹胀等不适，纳尚可，眠可，小便调；大便质地偏稀，1日解2～3次，矢气不多，无黏液或脓血便，体重无明显变化。

既往史：平素体健，否认高血压、糖尿病、冠心病等慢性病病史，否认肝炎、结核病等传染病病史；无外伤及手术史、输血史。否认药物及食物过敏史。长期居住原籍，居住条件可，无疫区疫水接触史，无烟酒史。已婚已育，家人均体健。已绝经，绝经后无阴道异常出血。否认家族遗传病病史。

查体：体温36.5 ℃，脉搏71次/分，血压114/74 mmHg，呼吸16次/分。神志清楚，精神尚可，发育正常，形体中等，营养良好，体位自如，查体合作。皮肤黏膜无黄染，未见皮疹和出血点，浅表淋巴结未触及肿大。头颅五官端正，双瞳孔等大等圆，对光反射存在，伸舌居中。咽无充血，双侧扁桃体无肿大。颈软，气管居中，颈静脉无怒张，甲状腺未扪及。胸廓对称无畸形，双肺呼吸音清，双肺未闻及干、湿啰音，心律尚齐，各瓣膜听诊区未闻及病理性杂音。腹软，全腹部无压痛，无反跳痛，肝脾肋下未扪及，墨菲征阴性，肝肾区无叩击痛，腹水移动性浊音阴性，肠鸣音正常。脊柱、四肢无畸形，双下肢无水肿，四肢肌力、肌张力正常，生理反射存在，病理反射未引出。

辅助检查：外院胃镜提示慢性萎缩性胃炎伴不典型增生。

中医四诊：舌淡红，苔薄白，脉细弦。

诊断辨证：

中医诊断：胃痞病，脾虚气滞证。

西医诊断：慢性萎缩性胃炎（伴不典型增生）。

治则治法：健脾理气。

处方：理气六君子汤。

熟党参15克	白术20克	茯苓10克	蒸陈皮10克
姜半夏10克	厚朴花10克	白芍15克	北柴胡10克
枳壳10克	炙甘草5克	四制香附10克	黄芪15克
佛手10克	乌药10克	预知子10克	炒莱菔子10克

九里香 10 克

🜁 二诊

患者胃脘部不适较前改善，食欲尚可，自觉口干口苦，喉间有痰，咳不出，方选半夏厚朴汤，行气降逆。

紫苏梗 10 克	法半夏 10 克	蒸陈皮 10 克	麸炒白术 20 克
麸炒枳壳 10 克	姜厚朴 10 克	炒麦芽 30 克	炒稻芽 20 克
茯苓 15 克	姜僵蚕 10 克	姜黄 5 克	煨葛根 10 克
布渣叶 10 克	炒鸡内金 10 克	九里香 10 克	

🜁 三诊

患者胃脘部不适较前改善，喉间异物感较前减轻，大便次数较前减少，质地仍偏稀，方选一加减正气散。

广藿香 10 克	姜厚朴 10 克	茯苓皮 5 克	蒸陈皮 10 克
苦杏仁 10 克	麦芽 15 克	茵陈 15 克	大腹皮 10 克
白扁豆 10 克	豆蔻 5 克	炒莱菔子 10 克	檀香 10 克
五指毛桃 30 克			

🜁 四诊

服用 7 剂后患者自觉症状较前改善，精神转佳，心情调畅，规律门诊随诊。

📄 按语

> 本例患者以胃脘部不适就诊，食后尤甚，大便质地偏稀，舌淡红，苔薄白，脉弦细，为脾胃虚弱之象，偶有反酸、口苦，当选用理气六君子汤，方中加入厚朴花、枳壳、香附、黄芪行气、理气、补气之品，共奏运脾之功。柴胡、乌药、佛手疏肝理气，九里香、预知子理气止痛。

预知子为治疗萎缩性胃炎的常用药。脾胃健运后，患者初诊症状皆有改善，但仍有口干口苦，喉间有痰难咳，说明前用的气药稍有上头面而顺气，复诊选用半夏厚朴汤，方中紫苏梗、半夏、厚朴、枳壳均可降气，再加入陈皮、白术以祛湿健脾，巩固前健运脾胃之功，僵蚕可走头面，并祛风散结，布渣叶、葛根清热泻火并生津。此方可兼顾中上焦，并使痰热从下而去。初诊、复诊两方中均有枳壳厚朴，可使大便通，若脾胃健运则湿不留恋，大便应是成形的，但患者经治后大便仍不成形，应是有湿困脾，此时单纯运脾效果不显，故三诊选用一加减正气散。该方出自《温病条辨》，藿香、厚朴、茯苓、陈皮为其基础，再加杏仁润肺气、茵陈、大腹皮利湿之品，在原方上再加白扁豆、豆蔻化湿理气，诸药芳香化湿，为防过燥，加入大量五指毛桃以养阴，考虑到药性的偏盛亦会使人不适。

（卢晓敏）

胃痞病（脾虚气滞证）

病案介绍

初诊

患者男，41岁。

主诉：腹胀1年余。

就诊原因：患者于2021年6月无明显诱因出现腹胀，以全腹为主，时嗳气，无反酸，无口干口苦，后至外院行胃肠镜检查提示幽门螺杆菌感染阳性。经四联抗幽门螺杆菌感染治疗后，患者仍有腹胀，遂于2022年11月23日来我处就诊。患者精神尚可，体力正常，食欲欠佳，睡眠正常，体重无明显变化，小便调，大便不成形。

既往史： 否认高血压、糖尿病、冠心病等病史，否认药物、食物过敏史。

查体： 生命体征平稳，心肺查体未见异常。腹平软，肝脾肋下未及，全腹无压痛及反跳痛，肠鸣音正常，双下肢无水肿。

辅助检查： 2022年6月29日胃镜检查提示慢性胃炎伴糜烂；肠镜检查提示，增生性息肉钳除。病理检查提示：（胃角）黏膜慢性活动性萎缩性胃炎伴糜烂，萎缩（+）、慢性炎症（+），活动（+），肠化0，异型增生0；（胃窦）黏膜慢性活动性萎缩性胃炎伴糜烂；萎缩（+），慢性炎症（+），活动（+），肠化0，异型增生（+）。后复查胃镜发现慢性萎缩性胃炎C2型，伴糜烂。

中医四诊： 精神尚可，神志清晰，形体中等，腹胀，全腹为主，呈阵发性，时嗳气，无反酸，无口干口苦，无腹痛，无恶心、呕吐，无呕血、黑便，无胸闷、胸痛，小便调，大便不成形，纳欠佳，眠一般，体重无明显变化。舌淡苔白腻，脉沉弱。

病机分析： 患者因素体脾胃虚弱，再加上起居不慎、饮食不节，导致脾胃亏虚，中气不足，脾失健运，脾胃升降失职，清阳不升，浊阴不降，中焦气机阻滞，发为痞满，表现为腹胀；脾失健运，湿邪内生，肠道传化失常，大便易不成形。舌淡，苔白腻，脉沉弱，为脾虚气滞兼有湿阻的表现。

诊断辨证：

中医诊断： 胃痞病，脾虚气滞证。

西医诊断： 慢性萎缩性胃炎（C2肠化）。

治则治法： 健脾理气，消食和胃。

处方：香砂六君子加减。

熟党参 30 克	麸炒白术 15 克	茯苓 20 克	炙甘草 5 克
蒸陈皮 20 克	姜半夏 15 克	砂仁 9 克	木香 5 克
广藿香 10 克	乌药 10 克	炒麦芽 15 克	炒鸡内金 15 克
山楂炭 15 克			

用法：共 7 剂，水煎服。

☯ 二诊

患者腹胀好转，大便成形。舌淡苔白脉沉弱。效不更方，守方加减，加五灵脂 10 克。

☯ 三诊

患者腹胀基本缓解，左腹有隐痛，肠鸣，食饱后明显，便软。查体腹部无压痛及反跳痛。在二诊方基础上，加预知子 15 克。

☯ 随诊

患者服药有良效，后一直于门诊复诊，遣方随症加减，在此期间病情稳定。

按语

> 胃痞病患者自觉心下胃脘部痞满、胀满或胀痛不适，按之无形，压之无痛。基本病机为中焦气机阻滞，脾胃升降失职。病位在胃，与肝脾密切相关。脾虚是发病基础，胃气不降为中心病理环节。治疗上应以调理顺达气机，恢复胃之通降为大法，予以香砂六君子汤加减。香砂六君子汤出自《古今名医方论》，四君子气分之总方，人参致冲和之气，白术培中宫，茯苓清治节，甘草调五脏，胃气即治，病安从来。然拨乱反正，又不能无为而治，必举夫行气之品以辅之，则补品不至泥而不行，故加陈皮以利肺金之逆气，半夏以疏脾土之湿气，而痰饮可除也。加木香以

力倍宣，四辅有四君，而元气大振，胡须而益彰者乎。岭南地处我国南方，又是海洋气候，湿气重，地少土薄，易致脾虚湿热。因此，对于这类患者，董明国喜用香砂六君做底方先固护脾土，加广藿香健胃化湿，乌药行气消滞兼能止痛。若患者胃纳欠佳，董明国喜用加炒麦芽、炒鸡内金、山楂炭等消食健胃，山楂炭还可化瘀，止泻。在本例患者二诊、三诊时，考虑其病程较长，久病入络夹瘀，即慢性萎缩性胃炎者多兼瘀，加五灵脂以活血化瘀。此外，董明国喜用预知子疏肝理气、活血止痛、散结。综上，健脾行气药加少量消食、化瘀药，标本兼治，虚实兼治，使患者胃胀迅速改善，慢性萎缩性胃炎病情也有望得到改善，甚至逆转，近期、远期疗效较好。

（卢晓敏）

胃痞病／吐酸（寒热错杂证）

病案介绍

初诊

患者男，37岁。

主诉：上腹部胀满伴反酸、胃灼热3年余。

就诊原因：患者平素工作应酬饮酒多，3年前饮酒后出现上腹胀满不适、反酸、胃灼热，曾多次就诊于外院，诊断为反流性食管炎，经西药抑酸、保护胃黏膜、促胃动力药等治疗后症状仍反复不愈。为求中医治疗，于 2023 年 6 月 18 日来我处就诊。刻下症见：上腹部胀满，偶有左上腹部隐痛，反酸，胃灼热，咽喉不适，偶有气短，食欲欠佳，便溏，受凉或者进食生冷食物易腹泻，小便可，睡眠可。

既往史： 否认高血压、冠心病、糖尿病病史，无肝炎、结核传染病病史，否认药物、食物过敏史。

查体： 血压 130/71 mmHg，脉搏 78 次/分，全身皮肤黏膜无黄染及出血点，睑结膜无苍白，头颅五官无畸形，唇无发绀，颈软，甲状腺未触及，咽红，扁桃体不大，双肺呼吸音清，心界如常，心音正常，各瓣膜区未闻及杂音，腹软，肝脾肋下未及，全腹无压痛，肠鸣音正常，双下肢无水肿。

辅助检查： 2022 年 12 月 28 日外院胃镜检查提示反流性食管炎（LA-A 级），糜烂性胃炎；胸部 CT 未见异常。

中医四诊： 神志清晰，精神可，面色偏黑，上腹部胀满，偶有左上腹部隐痛，反酸、胃灼热，咽喉不适，偶有气短，食欲欠佳，便溏，受凉或者进食生冷食物易腹泻，小便可，睡眠可。舌质暗苔白腻，脉濡。

病机分析： 本案患者为中年男性，饮食不节，酒湿伤胃，郁而生痰，痰浊为邪，胃气复虚，影响升降之机，损伤脾胃，脾胃阴虚生内热，故见反酸、胃灼热；胃气上逆故咽喉不适；脾胃阳气不足，运化不及，故见上腹部胀满、左上腹部隐痛；脾之升清不能，故见便溏、食欲欠佳，土不生金，脾胃濡养不足，肺气难生，故见气短。此外，患者上腹部胀痛，虽伴有反酸、胃灼热、咽喉不适一派热象，但兼有便溏，且受凉或者进食生冷食物易腹泻，舌质暗苔白腻，脉濡，属寒热夹杂、虚实并存之象。

诊断辨证：

中医诊断： 胃痞病/吐酸，寒热错杂证。

西医诊断： 反流性食管炎。

治则治法： 寒热平调，消痞散结，制酸止痛。

处方：半夏泻心汤化裁。

姜半夏 10 克	干姜 5 克	黄连 5 克	黄芩 5 克
炙甘草 5 克	党参 15 克	乌药 15 克	百合 15 克
麸炒枳壳 10 克	木蝴蝶 10 克	煅瓦楞子 30 克	海螵蛸 20 克

用法：7剂，水煎服，每日1剂，分2次温服。

☯ 二诊

患者服药后上腹部胀满好转，偶有左上腹部隐痛，仍有反酸、胃灼热，夜间平卧后明显，平卧后易有咳嗽，无咳痰，大便溏稀，1~2次/天，食欲可，小便可。舌质暗苔薄白，脉濡。

处方：守上方，去木蝴蝶，加浙贝母10克，吴茱萸3克，醋莪术10克。

用法：7剂，水煎服，每日1剂，分2次温服。

☯ 三诊

患者服药后上腹部胀痛消失，反酸、胃灼热明显减轻，夜间咳嗽减少，大便成形，小便可。舌质暗苔薄白，脉弦。

处方：上方去麸炒枳壳，加入香附10克。

用法：7剂，水煎服，每日1剂，分2次温服。

☯ 随诊

患者多次门诊复诊，守上方加减，随访至今，患者未再服用西药，未见反酸、胃灼热症状。

按语

> 反流性食管炎在不同的患者中临床表现不尽相同，主要表现除了反酸、胃灼热、胸痛，还可伴有上腹痛、痞胀、嗳气、咳嗽、后背痛等症状。笔者结合自身与董明国老师临证经验，认为反流性食管炎病位在食

管与胃,并且与脾、肝、胆密切相关,其病机以脾胃升降失常、寒热不调为主。临床多见寒热错杂之证,因脾胃为气机升降之枢纽,然脾易虚,胃易热,脾胃易酿寒热错杂之证,故治疗反流性食管炎应重视调节脾胃气机,平调寒热,同时酸之病多责之于肝,肝主疏泄,协助脾胃的消化与胆汁的排泄,故应兼顾疏肝理气,有助于脾胃气机的升降。

半夏泻心汤是由小柴胡汤去柴胡、生姜加黄连、干姜而成,主治寒热错杂之痞证。半夏辛温,入脾胃二经,有燥湿化痰、降逆止呕和胃消痞之功;干姜辛温发散脾胃之寒而健胃止呕;黄芩、黄连苦寒降泄,以清胃气之热;党参、大枣、甘草甘温调补和脾胃补中气,以复中焦升降功能。全方温清并补,寒热并用,补泻兼施,使寒清热去,升降得复,气机能畅。临证中属寒热错杂反流性食管炎者,治以半夏泻心汤以调和中焦寒热,寒热调则中轴和,由此脾胃、肝胆气机升降调和,则不再发生反流。

(温玉平)

🌀 胃痞病(肝胃不和,脾虚湿困证)

📋 病案介绍

☯ 初诊

患者女,72岁。

主诉: 反复腹部不适6月余。

就诊原因：患者因 2022 年 9 月行"胆囊切除术（胆囊结石伴慢性胆囊炎）"后，出现腹部不适感，以上腹部为主，餐后明显，口苦，汗多，纳一般，睡眠正常，大便不成形，小便正常，遂于 2023 年 2 月 6 日来我处就诊。

既往史：有高血压病史，无冠心病、糖尿病病史，无肝炎、结核病等传染病病史。否认药物、食物过敏史。

查体：血压 135／87 mmHg，脉搏 82 次／分，全身皮肤黏膜无黄染及出血点，睑结膜无苍白，头颅五官无畸形，唇无发绀，颈软，甲状腺未触及，咽不红，扁桃体不大，双肺呼吸音清，心界如常，心音低钝，各瓣膜区未闻及杂音，腹软，肝脾肋下未及，全腹无压痛，肠鸣音正常，双下肢无水肿。

辅助检查：胃镜检查提示慢性浅表性胃炎。

中医四诊：

望诊　望神：神志清晰，表情自然。望色：面色少华，暗淡不荣。望形：身体强壮，营养良好。望态：肌肉不削，反应灵敏。望舌：舌淡红，苔白腻。

闻诊　闻声音：言语清晰，呼吸正常，未见咳嗽咳痰、呃逆、哮喘、呻吟等。闻气味：未闻及特殊气味。

问诊　腹部不适感，以上腹部为主，餐后明显，口苦，汗多，纳一般，睡眠正常，大便不成形，小便正常。

切诊　脉弦滑。

病机分析：胃痞病的病位在肝、胆，涉及脾、胃；基本病机是肝失疏泄，肝胆不和，脾胃失调；胆汁由肝脏分泌和释放，故肝之余气生成胆汁，胆汁由肝脏分泌、储藏、排泄，故肝胆之间相互依存，相互联系，两者密不可分。胆囊病变已久，肝气亦随之受损，"见肝之病，知肝传脾"，脾为气机升降之枢纽，日久必伤脾而致脾虚，脾主通调水道，脾虚水液不能布散停滞体内致湿浊内生。

诊断辨证：

中医诊断： 胃痞病，肝胃不和、脾虚湿困证。

西医诊断： 胆囊结石伴胆囊炎（术后）。

治则治法： 疏肝利胆，健脾化湿。

处方： 香砂平胃散+"三金"加减。

泡苍术 10 克	甘草 5 克	蒸陈皮 10 克	醋北柴胡 10 克
姜半夏 10 克	厚朴花 10 克	白术 10 克	茯苓 10 克
砂仁 10 克	炒稻芽 30 克	炒麦芽 30 克	四制香附 10 克
海金沙 10 克	鸡内金 10 克	郁金 10 克	广金钱草 10 克

用法： 7 剂，水煎服。

☯ 二诊

服后症状缓解，仍时有少许腹部不适，胃口改善，口苦、汗多明显好转，舌淡红，苔白腻，脉弦滑。

以上方加五指毛桃 10 克。

☯ 三诊

服药有效，仍有餐后腹胀，大便正常，纳眠可，舌淡红，苔白腻，脉弦滑。

以上方加炒白扁豆 30 克，去海金沙 10 克，广金钱草 10 克。

☯ 四诊

服后减轻，腹胀明显减轻，大小便正常，纳寐可，无明显其他不适。舌淡红，苔白，脉弦。

继续予前方治疗。

按语

本例患者以腹部不适为主诉，既往有胆囊切除病史，以腹部不适感，以上腹部为主，餐后明显，口苦，汗多，纳一般，大便不成形为主，辨证为肝胃不和，脾虚湿困，治疗疏肝利胆，健脾化湿。胆为六腑之一，胆者，中精之府，内藏清净之液即胆汁，胆汁直接参与食物的消化。肝胆相表里，胆气为春生之气，只有少阳胆气的升发，五脏六腑之气才能升发，脾之清阳才能升，胃之浊阴才能降，可以说脾胃的升清降浊依赖于少阳胆气的升发。方选香砂平胃散＋"三金"加减治之，苍术燥湿强脾，陈皮、厚朴花、砂仁、香附行气化湿健脾，海金沙、鸡内金、郁金、金钱草清肝利胆，柴胡、半夏和解少阳胆经，白术、茯苓健脾化湿，炒稻芽、炒麦芽消食健脾，甘草调和诸药。本方调理脏腑平衡，分标本缓急，标本兼顾。

（温玉平）

胃脘痛（脾虚湿困证）

病案介绍

初诊

患者男，51岁。

主诉：胃脘部疼痛10余年。

就诊原因：患者 10 年前无明显诱因出现胃脘痛明显，以夜间明显，无发热、恶寒，无腹胀，无恶心、呕吐，无反酸、呃逆，无胸闷、胸痛，当时至外院查胃镜示：胆汁反流性胃炎。

查体：腹平软，无压痛及反跳痛，墨菲征阴性，麦氏点无压痛，肝脾肋下未及，肝肾区无叩痛，肠鸣音正常，4 次／分。

辅助检查：外院胃镜检查提示胆汁反流性胃炎。

中医四诊：

望诊 望神：神志清晰，表情自然。望色：面色荣润，含蓄不露。望形：身体中等，营养中等。望态：肌肉不削，反应灵敏。望舌：舌淡暗，苔白腻，有裂纹。

闻诊 闻声音：言语清晰，呼吸正常，未见咳嗽咳痰、呃逆、哮喘、呻吟等。闻气味：未闻及特殊气味。

问诊 胃脘痛明显，以夜间明显，无发热、恶寒，无腹胀，无恶心、呕吐，无反酸、呃逆，无胸闷、胸痛等。遇雨天易腹泻，矢气多，平素大小便正常，纳尚可，眠一般，多梦。

切诊 脉弦。

病机分析：因患者病久体弱，中气不足，脾失健运，气机不利，胃失和降，不通则痛，故见胃脘痛。脾胃虚弱，运化无权，故遇雨天易腹泻。舌淡暗，苔白腻，有裂纹，脉弦均为脾虚湿困之象。

诊断辨证：

中医诊断：胃脘痛，脾虚湿困证。

西医诊断：胆汁反流性胃炎。

治则治法：疏肝解郁，行气止痛。

处方：六君子汤加减。

熟党参 15 克　　　白术 15 克　　　砂仁 5 克　　　法半夏 15 克

| 陈皮 5 克 | 茯苓 15 克 | 木香 5 克 | 甘草 5 克 |
| 沉香 5 克 | 白芍 15 克 | 旋覆花 10 克 | |

用法： 7 剂，水煎服。

☯ 二诊（2018 年 4 月 26 日）

胃脘痛较前好转，无发热、恶寒，无腹胀，无恶心、呕吐，无反酸、呃逆，无胸闷、胸痛等。遇雨天易腹泻，矢气多，平素大小便正常，纳尚可，眠一般，多梦。舌淡暗，苔白腻，有裂纹，脉弦。

处方： 旋覆代赭汤加减。

熟党参 15 克	白术 15 克	砂仁 5 克	茯苓 15 克
甘草 5 克	旋覆花 10 克	煅赭石 15 克	黄连 8 克
干姜 10 克	乌梅 10 克	白芍 15 克	

用法： 7 剂，水煎服。

☯ 三诊（2018 年 5 月 3 日）

胃脘痛较前好转，无发热、恶寒，无腹胀，无恶心、呕吐，无反酸、呃逆，无胸闷、胸痛等。遇雨天易腹泻，矢气多，平素大小便正常，纳尚可，眠一般，多梦。舌淡暗，苔白腻，有裂纹，脉弦。辨为脾虚湿困。

处方： 六君子汤加减。

熟党参 15 克	白术 15 克	茯苓 15 克	甘草 5 克
炒川楝子 15 克	法半夏 15 克	砂仁 5 克	黄连 10 克
乌梅 10 克	救必应 20 克	醋延胡索 15 克	

用法： 7 剂，水煎服。

☯ 四诊（2018 年 5 月 17 日）

现见脐周疼痛，胃脘痛好转，无发热、恶寒，无腹胀，无恶心、呕吐，无反酸、呃逆，无胸闷、胸痛等。遇雨天易腹泻，矢气多，平素大小便正常，纳尚可，眠一般，多梦。舌淡暗，苔白腻，脉弦。辨证为脾虚湿困。

处方：温胆汤加减。

瓦楞子 25 克	海螵蛸 25 克	沉香 5 克	法半夏 15 克
枳壳 15 克	竹茹 15 克	姜厚朴 10 克	甘草 5 克
黄芩 15 克	救必应 20 克	陈皮 5 克	

用法：7 剂，水煎服。

按语

> 本例患者因胃脘部疼痛就诊，病程长，见舌淡暗，苔白腻，有裂纹，脉弦，虑其病程日久，久病体虚，脾失健运，气机不畅，不通则痛。胃失和降，故在外表现为胆汁反流。脾气不升，脾阳不振，湿阻中焦，津液不能上承，故见舌淡暗，苔白腻，有裂纹。对脾生湿、湿困脾的病证，健脾与利湿同治，所谓"治湿不理脾，非其治也"。欲解决胃脘痛的问题，当先解决气机的问题，故选用旋覆代赭汤，待胃脘疼痛好转后健脾以运化水饮，利湿以促脾胃健运。

（温玉平）

胃脘痛（肝郁气滞证）

📋 病案介绍

☯ 初诊

患者男，59岁。

主诉：胃脘部疼痛1年。

就诊原因：患者1年前无明显诱因出现胃脘部疼痛明显，餐后饱胀感，自觉疲乏，嗳气，矢气少，无发热、恶寒，无恶心、呕吐，无反酸、呃逆，无胸闷、胸痛等。便溏，小便正常，纳一般，眠可。

查体：腹平软，无压痛及反跳痛，墨菲征阴性，麦氏点无压痛，肝脾肋下未及，肝肾区无叩痛，肠鸣音正常，4次/分。

辅助检查：外院胃镜检查提示糜烂性胃炎。

中医四诊：

望诊 望神：神志清晰，表情自然。望色：面色荣润，含蓄不露。望形：身体中等，营养中等。望态：肌肉不削，反应灵敏。望舌：舌淡红，苔白腻。

闻诊 闻声音：言语清晰，呼吸正常，未见咳嗽咳痰、呃逆、哮喘、呻吟等。闻气味：未闻及特殊气味。

问诊 胃脘部疼痛明显，餐后饱胀感，自觉疲乏，嗳气，矢气少，无发热、恶寒，无恶心、呕吐，无反酸、呃逆，无胸闷、胸痛等。大便烂，小便正常，纳一般，眠可。

切诊 脉弦。

病机分析：因患者养生不慎，情志不节，以致肝气郁结，横逆犯胃，肝胃气滞，不通则痛，故见嗳气、餐后饱胀感，胃失和降，受纳失司，故纳一般，餐后饱胀，舌淡红，苔白腻，脉弦均为肝郁气滞之象。

诊断辨证：

中医诊断：胃脘痛，肝郁气滞证。

西医诊断：糜烂性胃炎。

治则治法：疏肝解郁，行气止痛。

处方：左金丸加减。

吴茱萸 5 克	黄连 10 克	干姜 10 克	香附 15 克
柴胡 15 克	甘草 5 克	救必应 20 克	白术 15 克
枳壳 15 克	熟党参 15 克	木香 15 克	法半夏 15 克

用法：7 剂，水煎服。

二诊（2018 年 5 月 24 日）

胃脘部胀痛症状较前缓解，多食，餐后饱胀感、呃逆明显，偶有睾丸胀痛，无发热、恶寒，无恶心、呕吐，无反酸、呃逆，无胸闷、胸痛等。便溏，小便正常，纳一般，眠可。舌淡红，苔白厚腻，脉弦。辨为肝郁气滞证。

处方：柴胡疏肝散加减。

川楝子 15 克	香附 15 克	延胡索 15 克	小茴香 10 克
青皮 10 克	柴胡 15 克	枳壳 15 克	白芍 20 克
甘草 5 克	橘核 15 克	白术 15 克	茯苓 15 克

用法：7 剂，水煎服。

三诊（2018 年 5 月 31 日）

胃脘部胀痛、肠鸣较前好转，咽痛，仍有腹胀，无呃逆，无发热、恶寒，无恶心、呕吐，无反酸、呃逆，无胸闷、胸痛等。二便正常，纳可，眠可。舌红，苔白腻干，脉弦。辨为脾胃不和，虚火上炎证。

处方：柴胡桔梗汤加减。

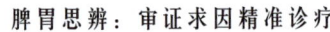

桔梗 15 克	白芍 15 克	广东土牛膝 20 克	人参叶 15 克
炒川楝子 15 克	柴胡 15 克	甘草 5 克	木蝴蝶 15 克
荔枝核 20 克	竹茹 15 克	茯苓 15 克	橘核 15 克

用法： 7 剂，水煎服。

☯ 四诊（2018 年 6 月 7 日）

胃脘部胀痛、肠鸣较前好转，咽痛较前明显减少，仍有腹胀，无呃逆，无发热、恶寒，无恶心、呕吐，无反酸、呃逆，无胸闷、胸痛等。二便正常，纳可，眠可。舌红，苔黄厚腻，脉弦。辨为脾胃不和证。

处方： 柴胡疏肝散加减。

川楝子 15 克	厚朴 5 克	柴胡 15 克	荔枝核 15 克
小茴香 10 克	青皮 10 克	甘草 5 克	枳壳 15 克
茯苓 20 克	延胡索 15 克		

用法： 7 剂，水煎服。

📖 按语

> 本例患者为中老年男性，慢性病程，胃脘部疼痛明显，餐后饱胀感，自觉疲乏，嗳气，矢气少，见舌淡红，苔白腻，脉弦，主症及舌脉道出气之失畅，肝来犯脾胃，脾不升清，胃不降浊，故表现为诸症。来犯之肝气，当泻之、理之，左金丸、柴胡疏肝散便是此意。患者见咽痛，仍有腹胀，见舌红，苔白腻干，脉弦，虑清阳不升，选用柴胡桔梗汤，是取其升清阳，清热之功。对于肝气郁结者，可清、可温、可和、可补，当据舌脉细细辨证遣方。

（温玉平）

胃脘痛（脾胃湿热证）

病案介绍

初诊

患者男，47岁。

主诉：胃脘部不适1月余。

就诊原因：患者1个月前因胃脘不适至外院行胃镜检查提示，慢性胃炎伴糜烂，当时予对症治疗后症状仍反复。现患者诉胃脘不适，咽痒，偶有大便带血，无发热、恶寒，无反酸、嗳气，无腹胀，无恶心、呕吐，无黑便，无胸闷、心悸，无头晕、头痛等不适。纳可，眠可，二便调。

查体：腹平软，无压痛及反跳痛，墨菲征阴性，麦氏点无压痛，肝脾肋下未及，肝肾区无叩痛，肠鸣音正常，4次／分。

辅助检查：外院胃镜检查提示慢性胃炎伴糜烂。

中医四诊：

望诊 望神：神志清晰，表情自然。望色：面色荣润，含蓄不露。望形：身体中等，营养中等。望态：肌肉不削，反应灵敏。望舌：舌淡红苔白。

闻诊 闻声音：言语清晰，呼吸正常，未见咳嗽咳痰、呃逆、哮喘、呻吟等。闻气味：未闻及特殊气味。

问诊 胃脘不舒，咽痒，偶有大便带血，无发热恶寒，无反酸嗳气，无腹胀，无恶心呕吐，无黑便，无胸闷心悸，无头晕头痛等不适。纳可，眠可，二便调。

切诊 脉滑。

病机分析： 因患者养生不慎，饮食不节，酿生湿热，蕴蓄脾胃，气机壅滞，不通则痛，故胃脘胀痛。血热伤络，故偶见大便下血。舌淡红，苔白，脉滑均为脾胃湿热之象。

诊断辨证：

中医诊断： 胃脘痛，脾胃湿热证。

西医诊断： 慢性胃炎伴糜烂。

治则治法： 理气化湿，和胃止痛。

处方： 温胆汤加减。

法半夏 15 克	竹茹 20 克	枳壳 15 克	陈皮 5 克
茯苓 20 克	甘草 5 克	槐花 15 克	地榆 15 克
白芍 20 克	太子参 20 克	海螵蛸 25 克	木棉花 15 克

用法： 7 剂，水煎服。

☯ 二诊（2022 年 6 月 14 日）

患者诉胃脘不舒较前好转，咽喉不痒，大便未见带血，胃纳可，眠可。舌淡红苔白，脉细滑。现患者症状较前好转，辨为胃阴不足证。

处方： 麦门冬汤加减。

麦冬 15 克	太子参 20 克	黄芩 15 克	珍珠母 15 克
白芍 20 克	甘草 5 克	茯苓 20 克	竹茹 20 克
墨旱莲 15 克	石决明 25 克	夏枯草 15 克	

用法： 7 剂，水煎服。

☯ 三诊（2022 年 6 月 23 日）

患者诉纳较前差，口秽，胃脘不舒较前好转，大便 2 日一行，眠可。见舌淡红苔黄，脉细滑，考虑已成伤阴之象，辨为脾肾阴虚证。

处方：六味地黄汤合二至丸加减。

熟地黄 15 克	山药 20 克	山萸肉 20 克	茯苓 20 克
泽泻 15 克	牡丹皮 15 克	太子参 20 克	甘草 5 克
牛膝 15 克	白芍 20 克	墨旱莲 15 克	酒女贞子 15 克

用法：7 剂，水煎服。

按语

本例患者为中年男性，因胃脘不适就诊，其见咽痒，伴见大便下血，见舌淡红苔白，脉滑，证症结合，辨为脾胃湿热，治以清热理气和中，选用温胆汤加减，为和胃之法，周密于肝，加入槐花、地榆凉血止血，木棉花清肠之湿毒，再加太子参、白芍之品，理湿存津液，各方照顾。二诊时恐清之太过，患者脉转细滑，诸症悉渐愈，但反复咽痒，虑为胃阴不足，虚火上炎，故选用麦门冬汤加减，方中多见久服轻身之品，服之以防津伤热盛。三诊时患者胃纳转差，口秽，苔转黄，已出现明显胃阴不足，虚火上炎之象，增强滋阴之功，故选用六味地黄汤合二至丸加减，清虚热兼滋肝、脾、肾之阴。清可清，当顾护阴液。

（温玉平）

脾胃思辨：审证求因精准诊疗

胃脘痛（脾胃湿热证）

病案介绍

初诊

患者男，28岁。

主诉： 反复胃脘部胀痛1个月。

就诊原因： 患者1个月前无明显诱因出现胃脘部胀痛，伴呃逆，反酸，口干，无恶心、呕吐，无发热、恶寒，无胸闷、心悸，无头晕、头痛等不适。胃纳差，眠差梦多。大便黏腻不畅，小便调。

查体： 腹平软，无压痛及反跳痛，墨菲征阴性，麦氏点无压痛，肝脾肋下未及，肝肾区无叩痛，肠鸣音正常，4次/分。

中医四诊：

望诊 望神：神志清晰，表情自然。望色：面色荣润，含蓄不露。望形：身体中等，营养中等。望态：肌肉不削，反应灵敏。望舌：舌红，苔白厚。

闻诊 闻声音：言语清晰，呼吸正常，未见咳嗽咳痰、呃逆、哮喘、呻吟等。闻气味：未闻及特殊气味。

问诊 胃脘部胀痛，伴呃逆，反酸，口干，无恶心呕吐，无发热恶寒，无胸闷心悸，无头晕头痛等不适。胃纳差，眠差梦多。大便黏腻不畅，小便调。

切诊 脉濡。

病机分析： 因患者养生不慎，饮食不节，嗜食肥甘、厚腻辛辣，酿生湿热，蕴蓄脾胃，气机壅滞，不通则痛，故胃脘胀痛。湿热中阻，脾失健运,故见食少纳呆,传导失常,大便黏腻不畅。湿热之邪助阳,致阳不入阴,故见眠差梦多。湿热中阻,津液不上承,胃失和降,故见呃逆、反酸,口干。舌红,苔白厚,脉濡均为脾胃湿热之象。

诊断辨证：

中医诊断：胃脘痛,脾胃湿热证。

西医诊断：慢性胃炎。

治则治法：理气化湿,疏肝和胃。

处方：温胆汤加减。

法半夏 15 克	竹茹 20 克	枳壳 15 克	茯苓 20 克
甘草 5 克	北柴胡 15 克	海螵蛸 20 克	太子参 20 克
姜厚朴 15 克	瓦楞子 20 克	白芍 15 克	

用法：7 剂,水煎服。

☯ 二诊（2022 年 7 月 14 日）

患者呃逆、反酸较前好转,仍胃胀,食后更甚,口干口苦,胃纳一般,眠差,大小便正常。舌红苔黄厚,脉濡。辨为脾虚湿困证。

处方：六君子汤加减。

党参 20 克	白术 15 克	茯苓 20 克	甘草 5 克
蒸陈皮 5 克	法半夏 15 克	枳壳 15 克	建曲 10 克
砂仁 5 克（后下）	姜厚朴 10 克	麦芽 20 克	鸡内金 10 克

用法：7 剂,水煎服。

☯ 三诊（2022 年 7 月 21 日）

患者诉胃胀改善,胃纳尚可,眠差,大便每日 2 次,成形,小便频。舌红苔白厚,脉濡。辨为脾虚湿困证。

处方：四君子汤加减。

党参 20 克	白术 15 克	茯苓 20 克	甘草 5 克

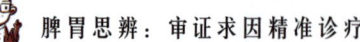

姜厚朴 10 克	枳壳 15 克	鸡内金 10 克	合欢皮 20 克
佩兰 15 克	首乌藤 20 克	广藿香 15 克	蒸陈皮 5 克

用法： 7 剂，水煎服。

按语

> 本例患者为青年男性，出现胃脘胀痛、呃逆、反酸、口干，虑为枢纽之脾胃所因，胃不降浊所致，见舌红苔白厚，脉濡，辨为脾胃湿热。有热当清之，郁久之湿当祛之，上逆之气当和之，故选用温胆汤加减，名为温胆，实为清，此方可补阳明以和厥阴，加用柴胡、白芍，疏理滞气，治来犯之肝气。方中理湿不忘存津液，清之基础辅以太子参、白芍补阴及经典药对海螵蛸、瓦楞子以润下。二诊时患者呃逆、反酸较前好转，热清之五六，不可妄清而忽略气机，须健运脾胃以运化药饵，故选用四君子汤作底，见厚苔虑有湿、食中阻，故在健脾兼消食、化湿，故先加入建曲、麦芽、鸡内金等消食之品。三诊时加入藿香、佩兰等化固结之湿，二者入肺经，湿浊从肺表而化。

（温玉平）

胃痞病（脾胃气虚证）

病案介绍

初诊

患者男，32岁。

主诉： 反复胃脘部不适1月余。

就诊原因： 患者诉于5月2日因饮食不节出现胃脘部痉挛，难以忍受，于当地医院急诊科就诊，自诉当时完善胃镜检查，诊断为急性胃炎，予对症治疗后仍见少许胃脘部不适，伴嗳气、鼻塞、恶寒，大便不成形，无呃逆、反酸，无发热，无呕血、黑便，无头晕、乏力，无胸闷、心悸等不适。纳一般，眠可，小便调。

查体： 腹平软，无压痛及反跳痛，墨菲征阴性，麦氏点无压痛，肝脾肋下未及，肝肾区无叩痛，肠鸣音正常，4次/分。

辅助检查： 2021年5月2日外院胃镜示急性胃炎。

中医四诊：

望诊 望神：神志清晰，表情自然。望色：面色荣润，含蓄不露。望形：身体中等，营养中等。望态：肌肉不削，反应灵敏。望舌：舌淡红，苔薄白，边有齿印。

闻诊 闻声音：言语清晰，呼吸正常，未见咳嗽咳痰、呃逆、哮喘、呻吟等。闻气味：未闻及特殊气味。

切诊 脉缓。

病机分析：因患者饮食不节，损伤脾胃致脾胃虚弱，中气不足，脾失健运，气机不利，胃失和降，故见胃脘不适。脾胃虚弱，运化无权，则大便不成形。舌淡红，苔薄白，边有齿印，脉缓均为脾胃气虚之象。

诊断辨证：

中医诊断：胃痞病，脾胃气虚证。

西医诊断：慢性胃炎。

治则治法：健脾益气，祛风通窍。

处方：陈夏六君子汤加减。

白术 15 克	茯苓 20 克	党参 20 克	甘草 5 克
法半夏 15 克	陈皮 5 克	砂仁 5 克	北柴胡 15 克
广升麻 5 克	辛夷 15 克	防风 15 克	

用法：7 剂，水煎服。

☯ 二诊（2021 年 7 月 6 日）

出现呃逆，偶有嗳气，仍有胃脘不舒，恶寒，眠少梦多，鼻塞较前好转，无反酸，无发热，无呕血黑便，无头晕乏力，无胸闷心悸等不适。纳一般，眠可，小便调。舌淡红苔薄白，脉缓。辨为脾胃气虚证。

处方：陈夏六君子汤加减。

白术 15 克	茯苓 20 克	党参 20 克	甘草 5 克
法半夏 15 克	陈皮 5 克	砂仁 5 克	苍耳子 10 克
辛夷 15 克	防风 15 克	枳壳 15 克	沉香 5 克
瓦楞子 25 克	海螵蛸 25 克		

用法：7 剂，水煎服。

☯ 三诊（2021 年 7 月 17 日）

呃逆、腹胀不舒较前好转，反酸，无发热，无呕血黑便，无头晕乏力，无胸闷心悸等不适。二便正常，纳可，眠可。舌淡红，苔白腻，脉缓。辨为脾虚湿困。

处方：陈夏六君子汤加减。

白术 15 克	茯苓 20 克	太子参 20 克	甘草 5 克
法半夏 15 克	陈皮 5 克	砂仁 5 克	苍耳子 10 克
辛夷 15 克	防风 15 克	枳壳 15 克	沉香 5 克
白芍 15 克	百合 20 克	枇杷叶 10 克	竹茹 15 克
白扁豆 20 克			

用法：7 剂，水煎服。

按语

本例患者为青年男性，有明显诱因如饮食不节出现慢性胃炎，根据症状及舌脉辨证为脾胃气虚。治疗上力求和缓，故唯调气机以求脾胃健运。选用陈夏六君子汤作为基础，即是以健脾益气为本，兼见表证，故辅以柴胡、辛夷、防风等解表祛风通窍。二诊时见升阳之太过，出现呃逆、梦多，故去升提之品如柴胡、升麻，加入沉降之品如沉香、枳壳、瓦楞子、海螵蛸，该药对以制酸兼味咸可润下。三诊时患者症状较前好转，考虑和胃气仍须存津液，故加入白芍、百合等，顾护肝、肺之阴液，周密于肝，使肝木、肺金之气不致来犯脾胃，如此陈夏六君子汤补益之功用得以巩固。从脾胃而治，顾护肝、肺之津液，通晓各脏传变规律，取先机而防传变，以和缓之药力除疴疾，视乎无声中药至病除。

（温玉平）

胃脘痛（肝郁）（脾虚湿困证）

病案介绍

初诊

患者男，72岁。

主诉：发现萎缩性胃炎2年余。

就诊原因：患者于2年前发现萎缩性胃炎，偶有胃脘痛，时常反酸、胃灼热，胃纳尚可，小便调，大便日解1～2次，不成形，眠差，梦多。于2022年12月就诊。

既往史：有高血压病史，平素血压控制稳定；否认糖尿病、冠心病等病史；有青霉素过敏史。

辅助检查：2021年4月13日外院检查提示为慢性浅表性胃炎伴糜烂、灶性萎缩、肠上皮化生；病理检查提示为慢性轻度萎缩性胃炎伴糜烂，肠化（+），幽门螺杆菌感染（+），活动性（−）。2021年10月27日我院胃镜检查提示为慢性浅表性胃炎伴局部糜烂，反流性食管炎（A级）；病理检查提示病变（胃窦）符合慢性浅表性胃炎，活动期，伴局灶糜烂，局部胃腺上皮细胞轻度肠上皮化生。2022年3月17日胃镜检查提示为慢性浅表性胃炎伴糜烂，局灶萎缩、肠上皮化生；轻度萎缩、肠化（+），活动性（−），幽门螺杆菌感染（−）。2022年8月胃镜病理检查提示病变（胃窦）符合中度黏膜慢性炎症，轻度急性活动，胃腺上皮中度肠上皮化生；幽门螺杆菌感染（+），DPM=100。

中医四诊： 舌淡干苔薄白，脉弦。

病机分析： 患者苔薄白，脉弦，胃脘痛，时有反酸，有萎缩性胃炎病史。舌淡、苔薄白为脾虚之象，质干，为脾虚湿困，脾开窍于口，湿邪困脾，津液不能滋养所致舌质干；脉弦，主肝气不畅而横逆犯胃，以至胃气上逆，故而时有反酸，郁而日久以至气滞，导致胃脘痛。综上所述，辨证为肝郁脾虚湿困之证。

诊断辨证：

中医诊断：胃脘痛（肝郁），脾虚湿困证。

西医诊断：①慢性胃炎（伴中度肠化）；②幽门螺杆菌感染；③失眠。

治则治法： 健脾祛湿。

处方： 平胃散加减。

甘草 10 克	泡苍术 10 克	醋北柴胡 10 克	炒稻芽 30 克
蒲公英 20 克	白芍 20 克	合欢皮 10 克	牡蛎 30 克
厚朴花 10 克	前胡 10 克	燀苦杏仁 10 克	浙贝母 15 克
姜半夏 10 克	桔梗 10 克		

用法： 分次温服，7 剂，水煎取药汁 400 mL。

☯ 二诊（2023 年 2 月 15 日）

上述诸症尚存，口干口苦。舌淡干苔薄黄，脉弦。

处方： 平胃散加减。

甘草 10 克	泡苍术 10 克	炒稻芽 30 克	蒲公英 20 克
白芍 20 克	合欢皮 10 克	牡蛎 30 克	厚朴花 10 克
姜半夏 10 克	大豆黄卷 30 克	茯神 30 克	败酱草 20 克
佛手 15 克			

用法： 分次温服，7 剂，水煎取药汁 400 mL。

☯ 三诊（2023 年 4 月 3 日）

诸症尚存，症状稍缓解。偶有反酸、胃灼热，无胃脘痛，夜间觉口干口苦，胃纳尚可，小便调，大便日解 1～2 次、质偏稀，眠差，梦多。舌淡苔薄白，脉弦。

处方：参苓白术散合天麻钩藤饮加减。

甘草 10 克	白术 15 克	合欢皮 10 克	海螵蛸 20 克
白芍 10 克	茯苓 20 克	天麻 10 克	钩藤 10 克
牡蛎 30 克	石决明 15 克	杜仲 10 克	牛膝 10 克
丹参 10 克	粉葛 20 克	山药 20 克	

用法：分次温服，7 剂，水煎取药汁 400 mL。

☯ 四诊（2023 年 5 月 15 日）

诸症尚存，症状缓解。偶有反酸、胃灼热，无胃脘痛，夜间觉口干口苦，胃纳尚可，小便调，大便日解 1～2 次、质偏稀，眠差，梦多。舌淡苔薄白，脉弦。

处方：参苓白术散合四逆散加减。

甘草 10 克	白术 15 克	合欢皮 10 克	白芍 15 克
茯神 20 克	牡蛎 30 克	牛膝 10 克	丹参 10 克
山药 20 克	醋北柴胡 10 克	枳壳 15 克	瓦楞子 20 克
麦冬 20 克			

用法：分次温服，7 剂，水煎取药汁 400 mL。

☯ 五诊（2023 年 7 月 10 日）

诸症尚存，症状缓解。偶有反酸、胃灼热，偶有胃脘痛，夜间觉口干口苦，胃纳尚可，小便调，大便日解 1～2 次、质偏稀，眠差，梦多。舌淡苔薄白，脉弦。

处方：四逆散和苍术散加减。

甘草 10 克	泡苍术 10 克	赤芍 20 克	白芍 20 克
茯神 20 克	厚朴花 10 克	丹参 10 克	山药 20 克
醋北柴胡 10 克	枳壳 15 克	瓦楞子 20 克	麦冬 20 克

三七片 5 克　　　蒲公英 20 克　　　墨旱莲 15 克

用法：分次温服，7 剂，水煎取药汁 400 mL。

☯ 六诊（2023 年 8 月 29 日）

患者偶有反酸、胃灼热、胃脘痛，夜间觉口干口苦，胃纳尚可，小便调，大便日解 1～2 次、质偏稀，眠差，梦多。2023 年 8 月 6 日外院复查胃镜病理：（胃窦、角）慢性轻度萎缩性胃炎，肠化（－），活动性（－），幽门螺杆菌感染（－）。舌淡苔薄白，脉弦。

处方：参苓白术散合四逆散加减。

甘草 10 克	白术 30 克	赤芍 20 克	白芍 20 克
茯神 20 克	山药 20 克	醋北柴胡 10 克	枳实 20 克
瓦楞子 20 克	麦冬 20 克	蒲公英 20 克	墨旱莲 15 克
玉竹 20 克	太子参 10 克		

用法：分次温服，7 剂，水煎取药汁 400 mL。

📖 按语

当慢性浅表性胃炎发展为慢性萎缩性胃炎时，胃黏膜上皮内出现类似肠黏膜的细胞，使正常胃黏膜的分泌功能变成吸收功能，由于不断吸收有害物质，或不能将有害物质及时清除，部分患者的胃黏膜局部堆积一定的致癌物质，长期接触胃黏膜，最后导致癌变发生。经过中医治疗使胃黏膜"逆转"。患者初诊、二诊时，选用平胃散以健脾祛湿，初诊后，湿邪清利，脾开窍于口而见口干，又因肝气犯脾而致口苦，湿邪阻滞而致苔黄。基于此，根据董明国治疗萎缩性胃炎的经验调整用药，原则是清热、苦寒、滋阴。三诊时，未见胃脘痛、反酸、胃灼热症状缓解。考虑患者肝气尚

> 缓、便溏、眠差等脾虚症状，治以肝脾肾同补。四诊时，患者仍诉眠差，予茯苓改茯神加强安神之效。五诊时无特殊。六诊时，患者于外院复查胃肠镜检查病理提示肠化（－）、活动性（－）、幽门螺杆菌感染（－），中药上继续予肝脾肾同补治法。治疗萎缩性胃炎伴肠上皮化生（简称肠化生）时，若长期使用清热苦寒之品，可致病患腹泻，应与健脾祛湿之法交替使用。对于湿邪过重，应以祛湿通利三焦之法，亦是病因治疗，祛除病因兼扶正，其效可夸。

（卢晓敏）

胃痛（脾肾两虚证）

📋 病案介绍

☯ 初诊

患者男，55岁。

主诉：上腹部不适6月余。

就诊原因：患者6个月前无明显诱因下出现胃脘部不适，餐后腹胀。纳一般，眠尚可，大小便正常，无恶寒、发热，无头晕、头痛，无心悸，无恶心、呕吐，无腹痛，无尿频、尿急、尿痛等不适。自发病以来，患者神清，精神可，胃纳一般，睡眠尚可，大小便调，近期体重无明显改变。

既往史：平素体健，否认传染病病史，否认药物及食物过敏史，无吸烟喝酒等不良嗜好，否认放射性物质及化学毒物接触史。

查体： 腹平软，无压痛及反跳痛，墨菲征阴性，麦氏点无压痛，肝脾肋下未及，肝肾区无叩痛，肠鸣音正常，4次／分。舌红，苔白，脉细数。

中医四诊： 舌红苔白，脉弦。

诊断辨证：

中医诊断： 胃痛，脾肾两虚证。

西医诊断： 慢性萎缩性胃炎伴不典型增生。

治则治法： 养阴和胃，理气止痛。

处方： 一贯煎加减。

百合 10 克	砂仁 5 克	芡实 20 克	金樱子 10 克
布渣叶 10 克	乌梅 10 克	炒川楝子 10 克	瓦楞子 20 克
甘草 5 克	白术 10 克	四制香附 15 克	紫苏梗 10 克
白芍 30 克	玉竹 10 克	酒女贞子 10 克	

用法： 水煎取药汁 400 mL，分次口服，每日 1 剂，2 次／天，共 7 剂，温服。

二诊

服用前方 7 天后上述症状较前减轻，继续给予以下药物。

炒川楝子 10 克	枸杞子 10 克	山萸肉 10 克	麦冬 10 克
白芍 15 克	醋北柴胡 10 克	酒女贞子 15 克	炒稻芽 30 克
盐沙苑子 10 克	青皮 10 克	干石斛 10 克	炒酸枣仁 10 克
麦芽 10 克	佛手 10 克	紫苏梗 10 克	

按语

本例患者反复上腹部不适，中医四诊合参，当属于"胃痛"范畴，辨证为脾肾两虚证，方选一贯煎加减。胃部疼痛为一种临床表现，其发病早期主要由于六淫邪气犯胃所导致胃脘部疼痛不适，属于急症，以实证居多，胃痛日久，脏腑气机失调，反复发作，气滞血瘀，导致郁而化热，热久伤阴，胃失濡养所致。治则宜使用养阴和胃，理气止痛之法。本病的病机关键如《灵枢·四时气篇》所言："邪在胆，逆在胃"，多因情志失畅，以致肝气郁结，久郁化热，移热于胆，胆失疏泄，胆邪逆胃而致，或肝胆兼夹外邪，湿热内蕴，胆腑气血壅滞，疏泄失常，胆液不循常道而上逆犯胃；或因肝气郁结，横逆犯胃，脾胃升降功能失常，胆液不循胃气下降肠腑，而随胃气上逆，或因年老体弱，脾胃虚寒，气机升降失调，胃失和降，胆汁上逆；或病邪乘虚内陷，寒热互结，中焦痞阻，升降失常，致胆汁上逆，成为本病。而郁热煎灼津液，导致胃阴不足，胃为阳土，喜润恶燥，肝体阴而用阳，胃失濡润加之肝失疏泄，出现胃脘疼痛、胃灼热、呕吐等症状，故治疗上应以滋养肝胃之阴兼行气疏肝为大法。一贯煎出自《续名医类案》，具有滋阴疏肝之功效，主治肝肾阴虚气滞不疏，以胸脘胁痛、吞酸吐苦为辨证要点。

（卢晓敏）

泄泻（寒热错杂证）

病案介绍

初诊

患者男，45岁。

主诉：反复大便溏稀1年余。

就诊原因：患者 1 年前无明显诱因出现大便溏稀，3~4 次/天，偶有黏液，未见明显血便，时有便前下腹痛，急迫欲便，便后得舒，肛门下坠感，胃纳可，小便调，时有入睡困难，体重无明显增加。无明显畏寒、怕热，口干苦，此过程中曾经自行购买"参苓白术散""附子理中丸""补脾益肠丸"，服用后无明显缓解，遂于 2024 年 1 月 29 日来我院就诊。

既往史：否认高血压、冠心病、糖尿病病史，无肝炎、结核病等传染病病史，否认药物、食物过敏史。

查体：血压 128/80 mmHg，脉搏 75 次/分，全身皮肤黏膜无黄染及出血点，睑结膜无苍白，头颅五官无畸形，唇无发绀，颈软，甲状腺未触及，咽红，扁桃体不大，双肺呼吸音清，心界如常，心音正常，各瓣膜区未闻及杂音，腹软，肝脾肋下未及，全腹无压痛，肠鸣音正常，双下肢无水肿。

中医四诊：神志清晰，精神尚可，形体偏瘦，暂无腹痛，无反酸、嗳气，无恶心、呕吐，无呕血、黑便，无胸闷、胸痛，大便较硬，小便调，昨日失眠，体重无明显增加。舌淡红苔白，脉弦细。

病机分析：泄泻的病因，有感受外邪，饮食所伤，情志失调及脏腑虚弱等，但主要关键在于脾胃的功能障碍。湿邪致病，往往不是单一的，有寒湿互合，亦有湿热相搏。脾胃功能障碍的原因又是多方面的，有外邪影响，有脾胃本身虚弱，有肝旺乘脾，还有命门火衰、脾失温煦。

诊断辨证：

中医诊断：泄泻，寒热错杂证。

西医诊断：腹泻。

治则治法：中寒与热并用，补与泻同施。

处方：加味乌梅丸。

乌梅 15 克	黄连 5 克	黄柏 15 克	炮姜 10 克
细辛 3 克	桂枝 10 克	当归 5 克	炒白芍 15 克

吴茱萸 5 克　　　败酱草 20 克　　　炙甘草 10 克　　　救必应 20 克
防风 10 克　　　竹叶 10 克

用法：7 剂，水煎服。

☯ 二诊

服 7 剂后患者前来复诊，腹痛缓解，大便 1～2 次/天，未见黏液，大便顺畅，睡眠较前好转。舌淡红苔白，脉细。

处方：原方减竹叶，加升麻 10 克、苍术 10 克。

☯ 随诊

服药后有良效，患者一直于门诊复诊，遣方随症加减，在此期间病情稳定。现患者精神可，无腹部不适，大便成形，次数 1～2 次/天，纳眠可，舌淡红苔白，脉细。

📋 按语

> 乌梅丸原方最早来源于汉代张仲景所作的《伤寒杂病论》，如《伤寒论·辨厥阴病脉证并治》中明确论述："蛔厥者……乌梅丸主之。又主久利。"其中"又主久利"指出，此症与厥阴经病变具有因果关系。乌梅丸方中寒与热并用，补与泻同施，乌梅味酸能收敛固涩，再佐以米饭入胃，增强胃气，因此对于治疗寒热互结、虚实相夹的久利及滑脱泻下等证有较好作用。同时，对于由肝胃或肝脾不和引发的呕吐及下利等病证，也有较为显著的疗效。董明国的乌梅丸改良方吸取其师名老中医何炎燊先生之经验，泻痢并见，故不需附子之温补，而改用吴茱萸，既能祛寒，又能制木。配方中之参姜即吴茱萸汤治中寒泄利之义，配黄连

> 则是左金丸。非有蛔虫，椒子不用，加术芍防风，是痛泻要方，因此种泄泻多伴随腹痛，且泻候痛仍不减也，另加救必应，既疏肝又止泻。乌梅丸对治疗久利，曾尝试各种方法，体内容易并结寒热，虚实共有，普通健脾祛湿难有良效，此加味乌梅丸可兼顾寒热虚实夹杂病机，临床效果显著。

（卢晓敏）

泄泻（肝郁气滞证）

病案介绍

初诊

患者女，30岁。

主诉：反复腹胀伴大便形状改变6月余。

就诊原因：患者6个月前无明显诱因出现腹胀，偶有腹痛，伴大便不成形，无反酸，无胸闷、胸痛，无发热、恶寒。近3个月经期推迟。易疲劳，睡眠欠佳，胃纳一般，小便正常。

查体：腹部平软，无蜘蛛痣，无腹壁静脉曲张，腹部无压痛及反跳痛，肝肋下未触及。

中医四诊：

望诊 望神：神志清晰，表情自然。望色：面色荣润，含蓄不露。望形：身体匀称,营养良好。望态:肌肉不削,反应灵敏。望舌:舌淡红舌尖稍红,苔白。

闻诊 闻声音:言语清晰,呼吸正常,未见咳嗽咳痰、呃逆、哮喘、呻吟等。闻气味:未闻及特殊气味。

问诊 腹胀,偶有腹痛,伴大便不成形,无反酸,无胸闷、胸痛,无发热、恶寒。易疲劳,睡眠欠佳,胃纳一般,小便正常。

切诊 脉弦。

病机分析:患者养生不慎,情志不节,以致肝气郁结,横逆犯胃,肝胃气滞,不通则痛,故见腹胀,偶有腹痛,胃失和降,受纳失司,故纳一般,舌淡红舌尖稍红,苔白,脉弦均为肝郁气滞之象。

诊断辨证:

中医诊断:泄泻,肝郁气滞证。

西医诊断:肠易激综合征。

处方:乌梅丸加减。

四制香附 10 克	乌梅 30 克	紫苏梗 10 克	石斛 15 克
党参 20 克	山萸肉 15 克	佛手 10 克	桂枝 10 克
当归 5 克	黄芪 20 克	陈皮 10 克	淡竹叶 20 克
玄参 10 克			

用法:7 剂,水煎服。

☯ 二诊(2022 年 2 月 3 日)

大便较前成形,矢气较前增多,腹胀较前减轻,偶有恶风。虑其症状较前好转,守前方加减。

处方:乌梅丸加减。

| 四制香附 10 克 | 乌梅 30 克 | 紫苏梗 10 克 | 石斛 15 克 |
| 党参 20 克 | 佛手 10 克 | 酒黄精 10 克 | 当归 5 克 |

| 黄芪 30 克 | 陈皮 15 克 | 淡竹叶 20 克 | 防风 5 克 |

用法：7 剂，水煎服。

☯ 三诊（2022 年 2 月 24 日）

患者诉仍有腹胀，大便正常，易疲劳，眠一般。

处方：柴胡疏肝散加减。

黄芪 15 克	陈皮 10 克	枳壳 10 克	酒黄精 10 克
白芍 15 克	北柴胡 10 克	五味子 5 克	仙鹤草 20 克
牡蛎 25 克	当归 5 克	四制香附 10 克	炒鸡内金 10 克

用法：7 剂，水煎服。

📖 按语

本例患者为青年女性，出现腹胀、大便形状改变，根据症状及舌脉辨证，为肝郁气滞。肝为刚脏，内寄相火，心包亦有相火。相火者，辅君火以行事，随君火以游行全身。情志不遂，肝体易虚易滞，肝失升发、舒达之性，则肝气郁、肝阴阳偏虚。当调和寒热，疏肝行气，方选乌梅丸加减，选用乌梅丸方中补肝体之品，如乌梅、当归、桂枝。如果脉弦而无力则为阳气不足，可适当增加党参、桂枝的量；若见肝脉细，则可知肝体不足，可适当增加乌梅、当归之量。寒热之碍除矣，仍见气郁者，选用柴胡疏肝散加减，佐以补气安神之品，诸症可除。

（卢晓敏）

脾胃思辨：审证求因精准诊疗

泄泻（脾虚不固证）

病案介绍

初诊

患者女，34岁。

主诉：腹泻、便血1年余。

就诊原因：患者2022年7月因反复腹泻、便血1年余在外院行肠镜检查提示为溃疡性结肠炎（待排查）；病理诊断报告镜下见肠黏膜见淋巴细胞、浆细胞及中性粒细胞浸润。诊断意见：乙状结肠于黏膜慢性活动性炎伴溃疡，见隐窝脓肿，未见肉芽肿。患者目前使用美沙拉嗪肠溶片治疗。患者精神尚可，大便一天2～3次，基本成形，反复夜间低热，体温最高38℃，遇经期时大便易腹泻，时有白色絮状黏液，偶有血丝，无里急后重，偶有手抖，恶心欲吐，胃纳尚可，眠差，体重无明显变化。于2023年10月18日就诊。

既往史：否认高血压、冠心病、糖尿病病史，无肝炎，结核病等传染病病史，否认药物、食物过敏史。

月经史：末次月经时间为2023年10月2日，平素月经规律，量、色、质正常，否认近期备孕或怀孕可能。

查体：腹平软，无压痛、反跳痛，肝脏肋下未触及，脾脏肋下未触及，肾区无叩击痛，肠鸣音正常。

中医四诊：神志清晰，精神尚可，面色少华，暗淡不荣，大便日2～3

次，基本成形，遇经期时大便易腹泻，时有白色絮状黏液，偶有血丝，无里急后重，偶有手抖，恶心欲吐，平素怕冷，口淡，无口干、口苦，胃纳尚可，眠差，体重无明显增加。舌红苔薄黄稍干，脉沉细。

病机分析：溃疡性结肠炎病位在肠，与肝、脾、胃、肠等脏腑有关。病机与情志、饮食因素等生活有关。本例患者素体脾胃虚弱，饮食不节，加之工作压力大致使情志失调，导致脾胃、脏腑功能失调，气机紊乱，气滞血瘀，肠膜、脉络受损而出现泄泻、便血。久病则气及阳，脾肾阳虚，寒热错杂，反复发作。故可出现反复腹泻，便脓血，大便夹白色絮状黏液，偶有血丝，夜间反复低热，怕冷等症状。舌红苔薄黄稍干，脉沉细，为脾虚不固，寒热错杂之象。本病以脾肾阳虚为本虚，以瘀血阻滞、痰湿停滞、寒热错杂为标实的本虚标实病。

诊断辨证：

中医诊断：泄泻，脾虚不固证。

西医诊断：溃疡性结肠炎（中度）。

治则治法：健脾补肾，温阳化湿。

处方：乌梅丸加减。

乌梅 10 克	黄柏 10 克	干姜 10 克	四制香附 15 克
茯苓 15 克	麸炒白术 10 克	枳壳 10 克	黄芪 15 克
白芍 20 克	徐长卿 15 克	秦皮 15 克	仙鹤草 30 克
败酱草 15 克	地榆 15 克	白及 10 克	甘草 10 克

用法：7 剂，水煎服。

☯ 二诊

服 7 剂后患者诸症较前缓解，大便 1～2 次，质溏软，无黏液，无肉眼血丝，无夜间低热。偶有手抖，胃纳尚可，眠稍差，多梦早醒。舌暗红苔薄白，脉沉细。

处方：乌梅丸加减。

乌梅 10 克	制远志 10 克	干姜 10 克	四制香附 15 克
茯苓 15 克	麸炒白术 10 克	枳壳 10 克	五指毛桃 30 克
白芍 20 克	徐长卿 15 克	秦皮 15 克	仙鹤草 30 克
败酱草 15 克	白薇 10 克	甘草 10 克	

用法：7 剂，水煎服。

☯ 三诊

服 7 剂，怕冷症状较前好转，饮食不慎后出现肠鸣，腹泻不消化食物，便血，大便日 1～2 次。胃纳尚可，眠尚可。处于月经期，月经量少。舌暗红有瘀斑苔薄白，脉沉细。

处方：乌梅丸合附子理中丸加减。

乌梅 10 克	干姜 10 克	熟附子 15 克	麸炒白术 10 克
茯苓 15 克	枳壳 10 克	五指毛桃 30 克	白芍 20 克
徐长卿 15 克	秦皮 15 克	仙鹤草 30 克	败酱草 15 克
地榆炭 15 克	蒲公英 15 克	甘草 10 克	

用法：7 剂，水煎服。

☯ 四诊

患者症状较前好转，大便日 3 次，质溏或软，伴血丝，色鲜红。自觉神疲乏力较前减轻，脱发情况较前好转。舌红苔薄白，左脉沉细，右脉弦细。

处方：乌梅丸合附子理中丸加减。

乌梅 10 克	干姜 10 克	熟附子 15 克	麸炒白术 10 克
茯苓 15 克	枳壳 10 克	五指毛桃 30 克	白芍 20 克
徐长卿 15 克	秦皮 15 克	仙鹤草 30 克	败酱草 15 克
地榆炭 15 克	蒲公英 15 克	甘草 10 克	

用法：7 剂，水煎服。

五诊

患者诸症较前好转，大便日 2～3 次，时溏时软，偶尔夹带血丝，无带黏液。午后伴腹胀肠鸣。舌淡红有齿印苔薄白，左脉沉细，右脉弦细。

处方：乌梅丸加减。

乌梅 10 克	四制香附 10 克	细辛 5 克	党参 15 克
炮附子（先煎）10 克		黄柏 10 克	五味子 5 克
秦皮 10 克	白芍 15 克	百合 30 克	仙鹤草 15 克
徐长卿 10 克	白术 15 克	薤白 10 克	姜半夏 10 克
白薇 10 克			

用法：7 剂，水煎服。

六诊

服药后症状较前好转，近 1 周仍反复便血，大便日 3～4 次，精神状态较前好转，眠稍差，胃纳可。舌淡红苔薄黄，脉沉。继续守方如上。

七诊

近 15 天便血症状较前好转，便中仍有红色絮状物，大便日 2～3 次，胃纳可，眠稍差。舌淡暗有瘀苔薄黄，脉沉细。

处方：乌梅丸加减。

乌梅 10 克	四制香附 10 克	细辛 5 克	白术 15 克
秦皮 10 克	白芍 30 克	白薇 10 克	仙茅 15 克
百合 30 克	仙鹤草 15 克	徐长卿 15 克	
炮附子（先煎）10 克		五味子 5 克	黄柏 10 克

用法：7 剂，水煎服。

随诊

服药有良效，后患者一直于门诊复诊，遣方随症加减，在此期间病情稳定，无腹泻、便血，大便日 1～2 次，质软或成形，无带黏液、脓血或食物残渣，胃纳尚可，眠一般。舌淡紫暗苔薄白，脉沉细。2024 年 7 月 17 日复查肠镜提示：溃疡性直肠炎？横结肠黏膜隆起（肉芽？）阑尾内口炎？病理诊断报告镜下观察：①结肠，黏膜内炎细胞浸润；②直肠，黏膜内大量炎细胞浸润，腺体形态大致正常。病理诊断：①病变（结肠）符合黏膜慢性炎症；②黏膜慢性炎症（直肠），活动期，请结合临床。在此期间患者病情稳定，末次复诊时间为 2024 年 7 月 23 日。

按语

素体脾气虚弱是泄泻的发病基础，感受外邪、饮食不节、情志失调是主要的发病诱因。本例患者素体脾胃虚弱，饮食不节，加之工作压力大致使情志失调，导致脾胃、脏腑功能失调，气机紊乱，气滞血瘀，肠膜、脉络受损而出现泄泻、便血。久病则气及阳，脾肾阳虚，寒热错杂，反复发作。初诊时，四诊合参，患者反复腹泻便脓血，考虑现患者病情处活动期，辨证多属于实证，病机以痰浊血瘀为主，治以益气健脾、调气和血，拟方以乌梅丸加减，方中乌梅涩肠止泻，黄柏清热燥湿，败酱草、秦皮清热解毒，徐长卿祛风止痛，茯苓利水渗湿，干姜温中散寒，香附疏肝理气，地榆、白及、仙鹤草凉血、收敛止血，甘草调和药性。考虑患者病程日久，恐有耗气伤血之虑，故用黄芪补气升阳，白术补气健脾，白芍养血调经，枳壳理气宽中，起"泻而便脓血，气行而血止。行血则便脓自愈，调气则后重自除"之效。

二诊时患者腹泻、便脓血症状较前缓解，处于缓解期多属虚实夹杂，因此从其脾气亏虚，不能统血，血溢脉外而论治，除了调气和血，还需健脾补肾，温阳化湿。后续复诊中主要以乌梅丸合附子理中丸加减，同时不忘固护阴液，合用白芍养血调经，百合养阴润肺止咳，五味子敛

> 肺滋肾，生津敛汗，白薇清虚热，徐长卿祛风止痛。治疗后期患者病情相对稳定，治疗上坚持辨病与辨证相结合，扶正祛邪，患者诸症好转。

（卢晓敏）

❖ 泄泻（脾虚湿盛兼肝郁气滞证）

📋 病案介绍

☯ 初诊

患者女，23岁。

主诉：腹胀伴腹泻1年余，加重2周。

就诊原因：患者1年前无明显诱因出现腹胀，进食后加重，伴大便不成形，无黏液脓血便，每日3~4次。既往于当地医院行结肠镜检查提示：溃疡性结肠炎（未见具体报告），当地医院予药物治疗6月余，症状仍反复发作，未见明显好转。于2015年9月25日来我处首诊。患者现神清，精神可，腹胀以脐周为主，进食后症状加重，纳差，乏力，大便不成形，每日2~3次。

既往史：平素体健，否认传染病病史，否认药物及食物过敏史。既往月经规律。

查体：体温36.5℃，脉搏74次/分，血压120/80mmHg，呼吸12次/分。发育正常，体型匀称，营养良好，无急慢性面容，自主体位，步态正常，神志清楚，查体合作。皮肤、黏膜色泽正常，全身浅表淋巴结未触及肿大，胸部双侧胸廓对称，无畸形，双肺呼吸音清晰，未闻及异常呼吸音及干、湿啰音，心律齐，腹部对称，无膨隆，未见胃肠型及蠕动波，腹部柔软，脐周轻压痛，无腹肌紧张、反跳痛，无液波震颤和振水音，未触及包块。肝脾肋下未触及，麦氏点无压痛。肠鸣音4次/分，未闻及血管杂音及振水音。

辅助检查： 肠镜检查提示为溃疡性结肠炎。

中医四诊： 舌淡红，苔白腻，脉弦细。

病机分析： 患者脾气虚弱，不能运化水谷，则乏力、食少腹胀；气滞湿阻，则便溏不爽，或溏结不调；肝气犯脾，气机郁结，运化失常，故腹胀则泻；舌淡红，苔白腻，脉弦细，为肝郁脾虚之证。

诊断辨证：

中医诊断： 泄泻，脾虚湿盛兼肝郁气滞证。

西医诊断： 溃疡性结肠炎。

治则治法： 疏肝健脾，行气祛湿。

处方： 参苓白术散合四逆散加减。

柴胡 10 克	枳壳 10 克	厚朴 10 克	法半夏 10 克
蒲公英 15 克	白芍 15 克	鸡内金 10 克	茵陈 10 克
茯苓 20 克	薏仁 20 克	白术 15 克	佛手 10 克

用法： 共 7 剂，日 1 剂，分 2 次早晚温服。

☯ 二诊

患者述服药后大便不成形明显缓解，大便每日1次，董明国以疏肝健脾、行气祛湿为法，初诊时以柴胡、佛手行气疏肝，枳壳、厚朴行中焦气滞，鸡内金消食和胃，茵陈、茯苓、薏仁、蒲公英利湿，法半夏燥湿消痞，患者腹泻较前明显缓解。复诊则继以此法为基础，嘱患者继服此药。

三诊

患者服药 1 个月后，自诉现无腹胀，大便成形，每日 1～2 次，无其他不适。

按语

溃疡性结肠炎是归属于西医炎症性肠病一类，病因复杂，目前发病机制尚不明确，目前西医治疗以氨基水杨酸制剂、免疫抑制剂、糖皮质激素类药物等对症治疗为主，疗效欠佳，不良反应大，症状易于反复。本病缓解期在中医属泄泻等范畴，以大便次数增多、大便溏稀、腹痛腹胀、肠鸣为主要症状，病因主要与感受外邪，饮食所伤，情志失调，脾胃虚弱，脾肾阳虚等有关。其致病因素主要以湿邪为主，即《难经》所谓"湿多成五泄"，结合本案病例特点，证属肝郁脾虚，湿邪困脾，董明国以疏肝健脾，行气祛湿为法，处方中柴胡既可疏解解郁，又可升清阳以止泻，用为君药；芍药养血敛阴，与柴胡相配，一升一敛，使郁热透解而不伤阴，为臣药，佐以枳壳、佛手行气散结，以增强疏畅气机之效；半夏、厚朴燥湿除满，行气消胀，白术、茯苓祛湿健脾，鸡内金消食和胃，茵陈、蒲公英、薏仁清热利湿。本例患者尚年轻，正气尚存，脏腑气血尚足，病进不深，以一法贯彻始终，亦见明显疗效，关键在直中病机，对症下药。

（卢晓敏）

泄泻（脾肾虚寒证）

病案介绍

初诊

患者女，42岁。

主诉：反复大便不成形20年余，加重2月余。

就诊原因：患者20年前因腹痛，腹泻，黏液脓血便等症状就诊于当地医院，诊断为溃疡性结肠炎，后因大便不成形，黏液便等症状反复发作就诊于多家医院，症状均未见缓解。患者2个月前无明显诱因出现大便不成形，每日3～4次，无脓血便，伴左下腹隐痛，肠鸣，畏寒，纳寐可，于2015年2月10日首诊。

既往史：平素体健，否认传染病病史，否认药物及食物过敏史。既往月经正常。

查体：体温36.4℃，脉搏73次/分，血压122/82 mmHg，呼吸13次/分。发育正常，体型匀称，营养良好，无急慢性面容，自主体位，步态正常，神志清楚，查体合作。皮肤、黏膜色泽正常，全身浅表淋巴结未触及肿大，胸部双侧胸廓对称，无畸形，双肺呼吸音清晰，未闻及异常呼吸音及干、湿啰音，心律齐，腹部对称，无膨隆，未见胃肠型及蠕动波，腹部柔软，左下腹轻压痛，无腹肌紧张、反跳痛，无液波震颤和振水音，未触及包块。肝脾肋下未触及，麦氏点无压痛。肠鸣音3次/分，未闻及血管杂音及振水音。

辅助检查： 肠镜检查（外院，2014 年）提示溃疡性结肠炎。

中医四诊： 舌暗红，苔薄白稍腻，边有齿印，脉缓。

病机分析： 患者病程日久，致脾阳虚日久，波及肾阳，导致脾肾虚寒，腹泻，肠鸣，腹中怕冷，舌暗红，苔薄白稍腻，边有齿印，脉缓等均为脾肾虚寒之象。

诊断辨证：

中医诊断： 泄泻，脾肾虚寒证。

西医诊断： 溃疡性结肠炎。

治则治法： 益气温阳，涩肠止泻。

处方： 乌梅丸加减。

白术 15 克	干姜 10 克	诃子 15 克	赤石脂 15 克
补骨脂 10 克	白芍 20 克	乌梅 10 克	砂仁 5 克（后下）
地榆炭 15 克	熟附子 5 克	花椒 5 克	炙甘草 5 克

用法： 共 7 剂，日 1 剂，分 2 次早晚温服。

二诊

患者诉服用上药 1 周后，现大便正常，每天 1 次，成形，仍有肠鸣，口淡，畏寒，舌暗红，苔薄白，边有齿印，脉弦细。董明国通过四诊合参认为，患者虽泄泻已止，但仍有脾肾阳虚之象，需加强温补脾肾之力，巩固疗效，调整处方为乌梅丸合四神丸加减。

补骨脂 10 克	肉豆蔻 10 克	五味子 5 克	吴茱萸 3 克
白术 15 克	赤石脂 15 克	乌梅 8 克	砂仁 5 克（后下）
诃子 15 克	党参 15 克	炙甘草 5 克	白芍 15 克

用法： 共 10 剂，日 1 剂，分 2 次早晚温服。

三诊

患者服药 10 剂后症状明显缓解，继以此方为基础，加减治疗 6 个月，大便正常，无其他明显不适。

按语

溃疡性结肠炎是归属于现代医学炎症性肠病一类，因病因复杂，发病机制尚不明确，目前西医治疗以对症治疗为主，疗效欠佳，症状易于反复。本病缓解期属中医泄泻范畴，以大便次数增多，便质改变，腹痛肠鸣为主要症状，多因外受湿热、疫毒之气，内伤饮食生冷，损伤脾胃及脏腑而成。结合本案病例特点，本案患者证属脾肾虚寒，董明国首诊选用乌梅丸益气温阳，涩肠止泻，方中乌梅、诃子涩肠止泻，赤石脂、补骨脂温阳止泻，地榆炭收敛止泻，干姜、熟附子、花椒温肾暖脾，以除脏寒，白术、砂仁益气健脾行气燥湿，白芍养血和血，炙甘草调和诸药。因患者热相不著，故不需黄连、黄柏苦寒清热。复诊以乌梅丸合四神丸加减，治以温肾暖脾，益气止泻，方中补骨脂温肾暖脾为君；吴茱萸代附子，既能温中散寒，又能制肝木亢盛；肉豆蔻温脾暖胃，涩肠止泻为臣，二者相配，脾肾兼治，使命门火足则脾阳得以健运，温阳涩肠之力相得益彰；五味子、乌梅、诃子酸敛固涩，党参、白术益气健脾，砂仁温中化湿；白芍养血和血，炙甘草调和诸药。乌梅丸出自《伤寒论》，主治胃热肠寒的蛔厥症，又主久痢，全方酸、甘、苦、辛并列，为寒热并用，虚实并举的名方。临床上可根据患者的具体症状，灵活选取运用，即方为一体，但症见不同，药物取舍用之，变化出焉，甚有巧思。

（卢晓敏）

泄泻（脾肾亏虚证）

病案介绍

初诊

患者男，47岁。

主诉：泄泻5年余。

就诊原因：患者5年前无明显诱因出现腹痛，腹泻，黏液脓血便，就诊于当地医院诊断为溃疡性结肠炎，药物治疗后腹痛及黏液脓血便缓解，仍大便不成形。于2020年1月17日来我处就诊。患者现神清，精神可，大便不成形，色黄，偶见少许黏液，无脓血便，每日3～5次，伴轻微腹痛，纳稍差，寐差，小便正常。

既往史：平素体健，否认传染病病史，否认药物及食物过敏史。

查体：体温36.2℃，脉搏71次／分，血压122／80 mmHg，呼吸12次／分。发育正常，体型匀称，营养良好，无急慢性面容，自主体位，步态正常，神志清楚，查体合作。皮肤、黏膜色泽正常，全身浅表淋巴结未触及肿大，胸部双侧胸廓对称，无畸形，双肺呼吸音清晰，未闻及异常呼吸音及干、湿啰音，心律齐，腹部对称，无膨隆，未见胃肠型及蠕动波，腹部柔软，腹轻压痛，无腹肌紧张、反跳痛，无液波震颤和振水音，未触及包块。肝脾肋下未触及，麦氏点无压痛。肠鸣音4次／分，未闻及血管杂音及振水音。

辅助检查：肠镜检查提示为溃疡性结肠炎。

中医四诊：舌质淡，苔白，脉沉迟。

病机分析：久病或年老体衰者，常见气血亏虚，肾精不足，髓海失养，症状表现为腰膝酸软，大便溏薄，本案患者病程日久，脾阳虚日久，波及肾阳，导致脾肾虚寒，腹泻，肠鸣，腹中怕冷，舌质淡，苔白，脉沉迟为脾肾不足之象。

诊断辨证：

中医诊断：泄泻，脾肾亏虚证。

西医诊断：溃疡性结肠炎（中度）。

治则治法：补肾益气，健脾止泻。

处方：乌梅丸加减。

乌梅 20 克	细辛 3 克	桂枝 10 克	熟党参 20 克
熟附子 10 克	黄柏 10 克	黄连 5 克	麻黄根 10 克
救必应 15 克	大枣 10 克	炒麦芽 30 克	白术 10 克
炙黄芪 30 克	甘草 10 克		

用法：共 7 剂，日 1 剂，分 2 次早晚温服。

☯ 复诊

患者服药 1 周后复诊，诉大便次数较前减少，每日 1～2 次，乏力较前好转，食欲增加，续用前方稍有加减，加强疗效。

📋 按语

> 此患者脾阳不足，腹泻多年，日久及肾，平素大便不成形，色黄，每日 3～5 次，易感疲倦，舌质淡苔白，脉沉迟，根据其症状结合舌脉象，可知此患者为脾肾两虚之证，治则健脾补肾，益气温阳止泻。方用乌梅丸加减，其中乌梅酸温涩肠止痢，细辛性味辛温，温能祛寒，附子、桂

枝温脏祛寒；党参、黄芪补气养血，共为佐药，白术益气健脾行气，白芍养血和血，炙甘草调和诸药，全方共奏健脾补肾，益气温阳止泻之功。《景岳全书·泄泻》说："凡泄泻之病，多由水谷不分，故以利水为上策。"并分别列出了利水方剂，《医宗必读·泄泻》在总结前人治疗泄泻经验的基础上，提出了著名的治泄九法，即淡渗、升提、清凉、疏利、甘缓、酸收、燥脾、温肾、固涩，其论述系统而全面，是泄泻治疗学上的一大发展，其实用价值亦为临床所证实。《医学入门·泄泻》："凡泻皆兼湿，初宜分理中焦，渗利下焦，久则升提，必滑脱不禁，然后用药涩之。其间有风胜兼以解表，寒胜兼以温中，滑脱涩住，虚弱补益，食积消导，湿则淡渗，陷则升举，随证变用，又不拘于次序，与痢大同，且补虚不可纯用甘温，太甘则生湿，清热亦不可太苦，苦则伤脾，每兼淡剂利窍为妙。"

（卢晓敏）

❖ 泄泻（脾胃虚弱证）

📖 病案介绍

☯ 初诊

患者男，26岁。

主诉：泄泻10年余。

就诊原因：患者10年前无明显诱因出现腹痛，腹泻，黏液脓血便，于当地医院诊断为溃疡性结肠炎，经药物治疗后腹痛及黏液脓血便缓解，仍大便不成形。于 2020 年 4 月 25 日来我处就诊。患者现神清，精神可，大便不成形，每天 3～4 次，纳呆，嗳腐，食则胃腹胀，面色萎黄，小便无异常。

既往史： 平素体健，否认传染病病史，否认药物及食物过敏史。

查体： 体温 36.3℃，脉搏 70 次／分，血压 125／80 mmHg，呼吸 14 次／分。发育正常，体型匀称，营养良好，无急慢性面容，自主体位，步态正常，神志清楚，查体合作。皮肤、黏膜色泽正常，全身浅表淋巴结未触及肿大，胸部双侧胸廓对称，无畸形，双肺呼吸音清晰，未闻及异常呼吸音及干、湿啰音，心律齐，腹部对称，无膨隆，未见胃肠型及蠕动波，腹部柔软，腹轻压痛，无腹肌紧张、反跳痛，无液波震颤和振水音，未触及包块。肝脾肋下未触及，麦氏点无压痛。肠鸣音 4 次／分，未闻及血管杂音及振水音。

辅助检查： 肠镜检查提示为溃疡性结肠炎。

中医四诊： 舌质淡，苔薄白，脉沉无力。

病机分析： 饮食失调，劳累过度，或是急慢性病可耗伤脾胃，导致脾胃不足，运化失健，形成脾胃虚弱证，《诸病源候论·五脏六腑病诸候·脾病候》："脾气盛，为形有余，则病腹胀，溲不利，身重苦饥，足痿不收……是为脾气之实也，则宜泻之。脾气不足，则四肢不用，后泄，食不化呕逆，腹胀肠鸣，是为脾气之虚也。"本案患者神清，精神可，大便不成形，每天 3～4 次，纳呆，嗳腐，食则胃腹胀，面色萎黄，结合舌质淡，苔薄白，脉沉无力为脾胃虚弱之象。

诊断辨证：

中医诊断： 泄泻，脾胃虚弱证。

西医诊断： 溃疡性结肠炎（中度）。

治则治法： 健脾益胃，补气止泻。

处方： 四君子汤加消食行气药物加减。

| 党参 20 克 | 白术 20 克 | 茯苓 20 克 | 鸡内金 20 克 |
| 扁豆 20 克 | 香附 15 克 | 山楂 15 克 | 陈皮 5 克 |
| 甘草 5 克 |

用法： 共 14 剂，日 1 剂，分 2 次早晚温服。

复诊

服上方14剂后，大便不成形较前好转，每日1～2次，食欲较前增强，仍时有神疲乏力，以上方为基础增用黄芪、山药等补气药物。

按语

本案患者久泄，伴纳呆乏力，舌质淡胖，舌苔薄白润，脉弱，皆为脾胃虚弱的表现。脾胃同居中焦，胃主受纳，脾主运化，脾气升则胃浊降，共同维持升降平衡，健运不息，则人能身强力壮。若脾胃失于运化，不能生化气血，气虚血弱则神疲乏力，脸色萎黄。虽然患者就诊时脾胃虚弱情况较轻，但必须重视调治，否则病延日久，必影响到心、肺、肝、肾的正常功能。因为心所主之血、肝所藏之血皆由脾所生化之血源源不断地补充，如此才能保持各脏腑正常功能。同样，肺所主之气和肾所藏之精，皆靠脾运化之血转化而成，此所谓精血同源。总之，人之脏器组织功能全赖脾胃化生的气血保障，脾胃为后天之本，是维护生命的根本之意。脾胃的强弱不但影响健康和生活质量，而且与全身脏器组织功能的正常与否有直接关系，其结果必然影响寿命。有研究曾对年龄在80岁以上的老人调查发现，长寿又健康者都是纳食正常、大便通畅者，能食则生命泉源不竭，大便通畅则能把代谢废物及时排出，杜绝致病因素在体内堆积，从而保护老人健康长寿。

> 此外，本案也提醒各位医者，在临床处方用药过程中，既要避免药物对脾胃的伤害，以防胃肠功能紊乱而变症丛生，又要重视保护好脾胃的消化功能。

（卢晓敏）

泄泻（脾肾阳虚、脾虚寒湿证）

病案介绍

初诊

患者男，27岁。

主诉： 反复腹泻1年，加重7天。

就诊原因： 反复腹泻1年，加重7天，大便1天3～4次，水样便，色暗，含未消化食物，无血便，肠鸣，肛门下坠感减轻，疲倦，思虑多，伴腹痛，泻后痛减，怕冷，反酸、嗳气，无恶心、呕吐，早泄，体力下降，性欲低下，阴茎勃起硬度一般，食欲缺乏，眠一般，易醒，多梦。于2024年1月9日来我处就诊。

既往史： 有慢性鼻炎、早泄、前列腺炎病史，用苁蓉益肾颗粒等治疗。余无特殊，自述无药物食物过敏史。

查体： 全腹软，无压痛，无反跳痛，肝脾肋下均未触及，墨菲征阴性，双肾区无叩痛，肠鸣音正常，约5次/分。舌淡，苔白，齿印，脉弱。

中医四诊： 患者精神疲倦，形体适中，反复腹泻1年，加重7天，大便1天3～4次，水样便，色暗，含未消化食物，肠鸣，思虑多，伴腹痛，泻后痛减，反酸嗳气、无恶心呕吐、早泄，体力下降，性欲低下，阴茎勃起硬度一般，纳可，眠一般，易醒，多梦。舌淡，苔白，齿印，脉弱。体重无明显下降。

病机分析： 泄泻病位在肠，病本在脾，同时与肝、肾密切相关。脾主运化，升清，喜燥恶湿；大小肠分清别浊，传化物而不藏；肾主命门之火，暖脾助运，腐熟水谷。肾阳亏虚、命门火衰、脾阳失于温煦，可导致脾胃运化失职，水谷不化，发为泄泻。泄泻基本病机为脾胃受损，若湿困脾土，脾失健运，运化失司，小肠无以分清别浊，大肠传化失司，水反为湿，谷反为滞，合污而下，发为泄泻。病理因素主要为湿邪。脾虚湿盛是其病机的关键。脾虚则内湿由生，湿盛则脾阳被遏，《医宗必读·泄泻》曰："脾土强者，自能胜湿，无湿则不泄。若土虚不能制湿，则风寒与热得干之而为病。"《罗氏会约医镜·泄泻》云："泻由脾湿，湿由脾虚。"故脾之健运正常，则水谷得化，水湿得运，小肠能司其分清泌浊之功，大肠能承受传导燥化之职，大便自能正常。患者反复腹泻1年，病程久，近期进食生冷，导致病情加重。疲倦、怕冷、大便次数增多，大便1天3～4次，水样便，色暗，含未消化食物，腹痛，泄后痛减，食欲缺乏，舌淡，苔白，齿印，脉弱，为脾虚寒湿、脾肾阳虚之证。

诊断辨证：

中医诊断： 泄泻、胃痛，脾肾阳虚、脾虚寒湿证。

西医诊断： ①腹泻；②慢性胃炎。

治则治法： 温中燥湿，健脾止泻。

处方： 参苓白术散合附子理中汤加减。

麸炒白术10克　　　干姜10克　　　木香5克　　　炒白扁豆8克

白芷 5 克　　山药 10 克　　黄芪 10 克　　熟附子 5 克

桂枝 5 克　　炙甘草 8 克　　荆芥炭 5 克　　莲子 5 克

百合 5 克　　紫苏梗 5 克

用法：7 剂，水煎取汁 200 mL，餐后温服，一天 2 次。

嘱患者：①喝热粥，进食易消化食物，吃姜糖；少吃生冷及易加重腹泻食物，如冷饮、西瓜、冬瓜、苦瓜、丝瓜、螃蟹、番薯、香蕉、番薯叶等。②注意补充液体与电解质，以防脱水发热。可以喝温电解质饮料或喝温盐水。

二诊（2024 年 1 月 16 日）

服中药颗粒 7 剂后，腹泻较前减轻，大便不含未消化食物，水样便次数减少。疲倦及怕冷减轻。近期偶有呃逆、反酸。

处方：上方去掉荆芥炭及桂枝，下调干姜用量至 5 克，炒扁豆用量增加至 12 克。另外加炒薏苡仁 10 克，枳壳 5 克，陈皮 5 克，厚朴花 5 克。

用法：7 剂，水煎取汁 200 mL，餐后温服，一天 2 次。

三诊（2024 年 1 月 30 日）

患者有慢性鼻炎病史，近期复发，症见打喷嚏、流鼻水，流白涕。服药后腹泻稍减轻，大便逐渐成形，脉弱减轻。

处方：上方去炒白扁豆、熟附子、紫苏梗、炒薏苡仁、枳壳，加合欢皮 8 克，党参 8 克。

四诊（2024 年 2 月 20 日）

患者腹泻减轻，已无水样便，大便已成形，一天 1 次，肠鸣、腹胀、腹痛已消失。余无明显不适，舌淡红，苔白，齿印，脉滑。

随诊

患者服药有良效，此后一直于门诊复诊，遣方随症加减，在此期间病情稳定。末次复诊时间为 2024 年 6 月 25 日，患者未诉明显不适。

按语

董明国认为，泄泻的病位在肠，与脾、胃、肝、肾等脏腑亦密切相关，泄泻病因有感受外邪、饮食外伤、情志不调、禀赋不足及久病脏腑虚弱等，《素问·阴阳应象大论》有"春伤于风，夏生飧泄""湿盛则濡泄"之论。《素问·举痛论》曰："寒气客于小肠，小肠不得成聚，故后泄腹痛矣。"其发病多涉及肝气郁结、脾虚湿盛、肾虚火衰3个环节。脾虚湿困为泄泻的根本病机，脾胃运化功能失调，肠道分清泌浊、传导功能失司。张景岳在《景岳全书·泄泻》指出："泄泻之本，无不由于脾胃。""泄泻之因，惟水火土之气为最。""凡以泄泻之病，多由水谷不分，故以利水为上策。""水谷分则泻自止。故曰治泻不利小水，非其治也。"治法以运脾扶阳、祛湿止泻为主，用药需根据实际情况，分清标本虚实，侧重用之，抓住病因，以取显效。

笔者有幸跟随董明国老师门诊学习，领悟到老师以运脾扶阳、祛湿止泻之法治疗泄泻的独到经验，并总结出自己的药串。药串是范冠杰教授"动－定序贯八法"辨证论治思维模式的实施环节，也是用药的核心。依据核心病机和治法的多寡，选择若干药串组合应用，它们之间常为复合式结构，而非君臣佐使关系。实际上，药串往往就是一个小方剂，其中或包含状态更小的微型方剂。而联合药串则类似新方剂，能增效减副，具有多环节、多靶点的综合效能。加上药量合理，量效关系好，每收药专力宏之功。

"熟附子、干姜、白术、莲子"为温阳祛湿止泻药串。方中重用麸炒白术，以发挥其健运脾胃、止泻之功，健脾运则湿邪自去，配以附子温补肾阳祛寒而止泻。炒白术与附子二者合用，脾肾相依，互资互用，先后天同调。干姜、熟附子，两药相用属于相使之用，务在温中回阳，散寒除湿，止泻固脱之能，附子辛热，有小毒，入心、肾、脾经，具补火回阳，温中止痛，散寒除湿之功，其主要起以下作用，起温健脾胃之功，治腹痛泄泻，四肢不温等。温补肾阳、治腰膝冷痛、尿频、阳痿、早泄等；干姜具有温中散寒，回阳通脉，温肺化饮的功效。用于脘腹冷痛，呕吐泄泻，肢冷脉微，寒饮喘咳。《医学入门》："炮姜，温脾胃，治里寒水泄，下痢肠僻，久疟，霍乱。"

白术与莲子，二药相用，健脾燥湿，涩肠止泻。用于治疗脾虚湿盛，泄泻不止，妇人脾虚带下不止等。张元素谓"白术除湿益气，和中补阳"，以健脾燥湿为善，白术炒用加强止泻之功。莲子肉甘涩温，入脾、肾经，《得配本草》称其有"交心肾，厚肠胃，固精气，强筋骨，补虚损，利耳目，除寒湿，止脾泄久痢，白浊梦遗，及妇人崩带"之能。二药相伍，属相使之用，共奏脾肾并治，燥湿固涩之效。故《太平惠民和剂局方》参苓白术散中即为二药相伍，治脾虚湿阻之形羸纳呆，饮食不化，或吐或泻等症。同时方中加入黄芪及荆芥，此类药物有助上升运动，以加强脾主升清之功，加强止泻。木香与苏梗配伍，一升一降。脾主升清，胃主降浊，也是一升一降，恢复脾胃的升清降浊的功能，脾能如常运化水谷精微，胃气降下来后，将食物消化吸收后，将代谢产物排出体外的过程。山药补脾益气。炒扁豆，健脾化湿、和中止泻。加百合以防燥湿及温阳太过。桂枝，温通经脉、助阳化气。

（卢晓敏）

肠澼（脾胃虚寒证）

病案介绍

初诊

患者女，72岁。

主诉：大便不成形伴便血间作2年。

就诊原因：患者2年前无明显诱因出现大便不成形，每日5～6次，伴黏液，偶有血样便，无腹痛腹胀，无反酸嗳气，无恶心呕吐，无胸闷心悸，无发热恶寒，于外院行结肠镜检查诊断为"溃疡性结肠炎"，予西药治疗后大便不成形，便血间作等症状未见明显改善。于2020年10月1日来我处就诊。患者现神清，精神可，大便不成形，每日5～6次，伴黏液，偶有便鲜血，无里急后重感，无腹痛腹胀，无恶心呕吐，无头晕头痛，无发热恶寒，纳寐可，小便正常。

既往史：平素体健，否认传染病病史，否认药物及食物过敏史。已绝经。

查体：体温36.2℃，脉搏73次／分，血压120／80 mmHg，呼吸12次／分。发育正常，体型匀称，营养良好，无急慢性面容，自主体位，步态正常，神志清楚，查体合作。皮肤、黏膜色泽正常，全身浅表淋巴结未触及肿大，胸部双侧胸廓对称，无畸形，双肺呼吸音清晰，未闻及异常呼吸音及干、湿啰音，心律齐，腹部对称，无膨隆，未见胃肠型及蠕动波，腹部柔软，左下腹轻压痛，无腹肌紧张、反跳痛，无液波震颤和振水音，未触及包块。肝脾肋下未触及，麦氏点无压痛。肠鸣音4次／分，未闻及血管杂音及振水音。

辅助检查：肠镜检查提示为溃疡性结肠炎。

中医四诊：舌淡暗苔白腻，脉弦细。

病机分析：素体脾胃虚弱或饮食不节，可致脾阳不足，寒自内生，胃失温养，脾失统摄，可见胃痛隐隐或便血，患者年老体衰，大便不成形，脾虚日久，伴见便血，气虚久必损阳，阳气不足则寒自内生，结合舌淡暗苔白腻，脉弦细为脾胃虚寒之象。

诊断辨证：

中医诊断：肠澼，脾胃虚寒证。

西医诊断：溃疡性结肠炎。

治则治法：温中散寒，健脾止泻。

处方：附子理中汤加减。

熟附子10克	干姜10克	白术10克	陈皮10克
熟党参10克	茯苓15克	木香10克	黄连6克
白芍15克	五指毛桃30克	甘草5克	

用法：共7剂，日1剂，分2次早晚温服。

按语

脾与胃同居中焦，以膜相连，一脏一腑，互为表里，共主升降，故脾病多涉于胃，胃病亦可及于脾。若脾阳不足，则寒自内生，胃失温养，故见胃痛隐隐，绵绵不休，喜温喜按，神疲纳呆；脾阳不足，则手足不温，大便溏薄；中焦虚寒，统血无力，血溢胃肠，故见便血。本医案中患者诊断为溃疡性结肠炎，结合该病的临床特点及患者舌脉象，辨病与辨证相结合，本病为里有脾胃虚寒所致下利便血。内寒积肠胃，导致大便带有黏液，甚至便血。对于本案患者，董明国运用附子理中汤加减治之，附子理中汤出自《三因极·病证方论》卷二，有补虚回阳，温中散寒之效，主治五脏中寒，口噤，四肢强直，失音不语，郑钦安《医理真传》中云："非附子不能挽救欲绝之真阳，非姜术不能培中宫之土气"，《医方考》有言："人参、甘草、白术之甘温，所以补虚；干姜、附子之辛热，所以回阳"，附子温补先天真阳，干姜温胃散寒，白术健脾燥湿、补中宫之土，党参代人参刚柔相济补气益阴，甘草调和上下最能缓中、补后天脾土，五味药配合得当，治疗中下焦虚寒、火不生土诸证。另加五指毛桃加强健脾之功，陈皮、茯苓健脾祛湿，白芍养阴和血，木香疏肝行气，黄连燥湿止泻，全方共奏温中散寒，健脾止泻之功。

（卢晓敏）

休息痢（肝郁脾虚证）

病案介绍

初诊

患者男，29 岁。

主诉：反复血便 2 月余。

就诊原因：患者 2 个月前无明显诱因出现血便间作，大便溏结不调，无腹痛，无里急后重。于外院行结肠镜检查（未见具体报告）提示：①直肠息肉并黏膜切除术；②溃疡性结肠炎；③阑尾内口炎。病理报告提示：病变符合炎性病变相关息肉，伴黏膜慢性炎症。于2022年6月1日来我处就诊。患者现神清，精神可，大便每日1次，无腹痛、腹泻，偶有便血，多汗，纳寐可，小便正常。

既往史： 平素体健，否认传染病病史，否认药物及食物过敏史。

查体： 体温36.1℃，脉搏75次/分，血压119/80 mmHg，呼吸12次/分。发育正常，体型匀称，营养良好，无急慢性面容，自主体位，步态正常，神志清楚，查体合作。皮肤、黏膜色泽正常，全身浅表淋巴结未触及肿大，胸部双侧胸廓对称，无畸形，双肺呼吸音清晰，未闻及异常呼吸音及干、湿啰音，心律齐，腹部对称，无膨隆，未见胃肠型及蠕动波，腹部柔软，左下腹轻压痛，无腹肌紧张、反跳痛，无液波震颤和振水音，未触及包块。肝脾肋下未触及，麦氏点无压痛。肠鸣音3次/分，未闻及血管杂音及振水音。

中医四诊： 舌淡红苔薄白，脉弦。

病机分析： 董明国通过四诊合参，审因辨证，认为本案病属中医"休息痢"范畴，患者为青年男性，平日易焦虑，气机不畅，久则肝郁气滞，肝失条达横乘脾土，损伤脾气，脾失健运，故出现大便溏结不调，结合舌淡红苔薄白，脉弦为肝郁脾虚之证。

诊断辨证：

中医诊断：休息痢，肝郁脾虚证。

西医诊断：①溃疡性结肠炎；②直肠息肉（已切除）。

治则治法： 疏肝解郁，补脾止泻。

处方： 疏补止泻汤加减。

白芍30克	炙甘草5克	熟党参15克	白术10克
茯苓15克	陈皮10克	乌梅10克	香附10克

醋柴胡 10 克	砂仁 10 克（后下）	炒麦芽 30 克	炒川楝子 10 克
煨葛根 30 克	救必应 20 克	豆蔻 20 克	

用法： 共 7 剂，日 1 剂，分 2 次早晚温服。

按语

董明国经审因辨证，认为本案患者反复便血，大便溏结不调为肝郁脾虚之证，方选疏补止泻汤加减。疏补止泻汤为董明国的自拟方，该方以四君子汤为底，《医方考》有言："夫面色萎白，则望之而知其气虚矣；言语轻微，则闻之而知其气虚矣；四肢无力，则问之而知其气虚矣；脉来虚弱，则切之而知其气虚矣。"方中人参为君，甘温益气，健脾养胃，今多以党参代之，效果不减；臣以苦温之白术，健脾燥湿，加强益气助运之力；佐以甘淡茯苓，健脾渗湿，苓术相配，则健脾祛湿之功益著；使以炙甘草，益气和中，调和诸药，四药配伍，共奏益气健脾之功，配伍陈皮、香附、柴胡、砂仁、川楝子等行气疏肝解郁，再配以炒麦芽等消食，煨葛根升阳止泻，乌梅收敛固涩，全方共奏疏肝解郁，补脾止泻之效。溃疡性结肠炎是一种原因不明的慢性肠道炎症性疾病，病变主要局限于结肠的黏膜层，病变以溃疡多见，多累及直肠和远端结肠，也可向结肠近端扩展，严重者遍及整个结肠。溃疡性结肠炎可见于任何年龄，男性患病率稍高于女性，主要症状为腹痛腹泻、黏液脓血便和里急后重，病程较长，病情轻重不一，常反复发作，近年来中医药治疗该病展现出不错的优势，中西合并治疗临床难治性疾病已得到越来越多专家学者的认可。

（卢晓敏）

脾胃思辨：审证求因精准诊疗

吐酸（湿热中阻证）

病案介绍

初诊

患者男，42岁。

主诉：间断胃灼热、反酸2年余，加重1周。

就诊原因：患者2019年10月于外院确诊鼻咽癌，行多次放疗术后，逐渐出现反酸、伴咽喉异物感，时有胃灼热。1年前外院查电子胃镜示反流性食管炎（B）级，慢性非萎缩性胃炎，幽门螺杆菌感染（−）。曾在外院行多次就诊，先后服用埃索美拉唑、伏诺拉生、磷酸铝凝胶等药物治疗，服药后好转，停药后再发。2022年5月13日患者因过量饮酒后再次出现胃灼热，反酸，胃脘憋闷不适，于2022年5月20日来我处就诊。刻下症见：胃灼热，反酸，饱餐后加重，咽喉异物感，胃脘部憋闷不适，嗳气，口干，口苦，无恶心、呕吐，纳少，寐欠安，大便干，2～3日1行，小便黄。

既往史：2019年10月于外院确诊为鼻咽癌，行多次放疗术后，术后遗留声嘶不适，定期复查鼻咽部CT未见复发。否认高血压、糖尿病、冠心病、肝炎、结核病等病史。否认药物、食物过敏史。因工作需要经常喝酒，近1年已戒酒。

查体：生命体征平稳，双肺呼吸音清，心界如常，心率110次/分，心音正常，各瓣膜区未闻及杂音、腹软、肝脾肋下未及，全腹无压痛，肠鸣音正常，双下肢无水肿。舌红，苔薄黄腻，脉弦细滑。

中医四诊：舌红，苔薄黄腻，脉弦细滑。

病机分析：患者为中年男性，因过量饮酒以致脾失健运，湿邪阻于中焦，郁而化火，火性上炎，胃气上逆，发为吐酸。舌红，苔薄黄腻，脉弦细滑。此为湿热中阻之象。

诊断辨证：

中医诊断：吐酸，湿热中阻证。

西医诊断：反流性食管炎（B）级，慢性非萎缩性胃炎。

治则治法：清热化湿，和胃降逆。

处方：连朴饮加减。

石菖蒲 15 克	厚朴花 10 克	栀子 10 克	黄连 5 克
茯苓 15 克	芦根 20 克	半夏 5 克	竹茹 10 克
莱菔子 15 克	紫苏梗 10 克	海螵蛸 20 克	浙贝 10 克

用法：7 剂，日 1 剂，水煎取汁 200 mL，分早晚饭后 1 小时温服。

建议患者避免食用浓甘厚味的食物，少食辛辣、油腻、甜食、浓茶、咖啡等；禁烟戒酒；避免夜宵、饭后立刻平躺；勿穿过紧的衣裤；睡眠时稍微抬高床头等。可有助缓解症状，减少复发。

☯ 二诊

服 7 剂后，患者反酸、胃灼热、口干口苦、咽部异物感等症状较前减轻，仍有嗳气，大便较前通畅，1～2 日 1 行，黄腻苔较前改善，余症同前。在前方基础上加用生牡蛎 30 克（先煎）、煅瓦楞 15 克（先煎），7 剂，水煎服。

☯ 三诊

服用前方后，患者反酸、胃灼热基本缓解，偶有进食后或夜间胃灼热，睡眠也较前改善，大便一天 1 次，成形。舌红苔薄黄，脉细。前方去莱菔子、竹茹，黄连减为 3 克，加五指毛桃 20 克，7 剂，水煎服。

四诊

服用前方后,患者诸症悉除,胃纳稍差,舌淡红苔薄白,脉稍弦细。

提示:改用本院健胃消胀片再服2周,加强消食行气消胀之功。

2023年1月本院复查胃镜提示,反流性食管炎(A级),慢性非萎缩性胃炎。随访至今,患者未再复发。

按语

反流性食管炎主要表现为反复反酸、胃灼热、胸骨后烧灼感或疼痛、咽喉异物感、吞咽困难等,属中医学"吐酸""反酸""呃逆"等范畴。《灵枢·四时气》记载:"善呕,呕有苦,邪在胆,逆在胃,胆液泄则口苦,胃气逆则呕苦。"由此而知,本病的病位在食管、胃,并与肝、胆、脾密切相关。反流性食管炎发病机制复杂,但其基本病机为胃失和降。本例患者嗜酒,加之鼻咽癌病史多次放疗,中焦脾胃受损复酒毒浸淫,脾虚失运,湿阻中焦。故予连朴饮苦辛合法,寒温并用,清化降利以和中。方中芦根用量独重,取其清热止呕除烦,兼具利小便而导湿热之功,为君药。黄连苦寒,清热燥湿;厚朴改厚朴花既能宣畅气机,又能化湿行滞,为臣药。半夏辛燥性温,合茯苓健脾化湿,一升一降,可降逆和胃止呕。石菖蒲芳香化湿醒脾,栀子善清三焦郁火,淡竹茹清热化痰,和胃降逆,善通胆络,宁神开郁,二药合用,治痰热蕴结之心烦懊恼、泛恶等有良效,俱为佐药。莱菔子、苏梗顺气降逆,海螵蛸、浙贝抑酸,且莱菔子、浙贝兼降气通便之功,诸药相伍,清热化湿,理气和中,抑酸降气。彼湿热去、脾胃和,则痞闷、吐酸、失眠、便秘诸症可除。但需注意,此方所含药物清热性寒药物较多,虽方证相符,药到病除,但不易久服,湿热渐除后须顾护后天之本。笔者谨记恩师董明国辨病与辨证相结合的思想,结合病因病机,本病源于饮食无度,病机为胃失和降,因此在患者后续治疗阶段,选用本院制剂健胃消胀片,以达健脾、行气、消食之效,加之悉心指导患者日常生活作息及饮食宜忌,收效显著。

(卢晓敏)

第二部分 肝胆、胰病

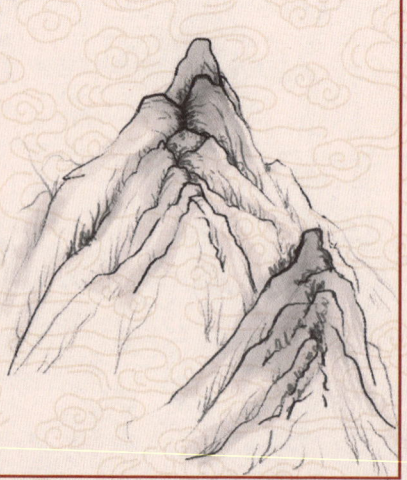

肝积（三焦湿热证）

病案介绍

初诊

患者男，49岁。

主诉：确诊肝硬化5月余。

就诊原因：患者5个月前因偶有腹胀，至外院行上腹部CT检查提示：肝硬化，门静脉高压；肝内数个低密度结节，肝功能未见明显异常。右上腹隐痛，偶有腹胀，无皮肤黄染，无乏力，纳一般，眠可，二便调。

查体：腹部稍膨隆，腹肌软，无蜘蛛痣，无腹壁静脉曲张，腹部无压痛及反跳痛，肝肋下未触及。

辅助检查：2022年6月11日上腹部CT检查示肝硬化，门静脉高压；肝内数个低密度结节。

中医四诊：

望诊 望神：神志清晰，表情自然。望色：面色荣润，含蓄不露。望形：身体肥胖，营养良好。望态：肌肉不削，反应灵敏。望舌：舌红，舌体胖大，苔黄厚腻。

闻诊 闻声音：言语清晰，呼吸正常，未见咳嗽咳痰、呃逆、哮喘、呻吟等。闻气味：未闻及特殊气味。

问诊 右上腹隐痛，偶有腹胀，无皮肤黄染，无乏力，纳一般，眠可，二便调。

切诊 脉弦滑。

病机分析： 患者养生不慎，饮食不节，酿生湿热，蕴蓄脾胃，气机壅滞，不通则痛，故腹胀。舌红舌体胖大苔黄厚腻，脉弦滑，均为脾胃湿热之象。

诊断辨证：

中医诊断： 肝积，三焦湿热证。

西医诊断： 肝硬化代偿期。

处方： 甘露消毒丹加减。

滑石 10 克	茵陈 15 克	黄芩 10 克	石菖蒲 10 克
川木通 10 克	广藿香 10 克	射干 10 克	连翘 15 克
薄荷 10 克	沉香 10 克（后下）	党参 10 克	炒槟榔 10 克
枳实 10 克	草果 10 克		

用法： 7 剂，水煎服。

☯ 二诊（2022 年 12 月 7 日）

舌厚苔较前稍退，脉弦滑，仍有腹胀，大便次数增多，不成形，虑其上方清燥太过，当顾护正气健脾兼清热利湿消胀。

处方： 中满分消丸加减。

党参 15 克	白术 20 克	茯苓 10 克	陈皮 10 克
姜半夏 10 克	炙甘草 5 克	香附 15 克	鸡内金 10 克
炒莱菔子 10 克	檀香 5 克（后下）	青皮 10 克	红花 10 克
沙苑子 10 克	桃仁 10 克	田基黄 10 克	泽泻 15 克

用法： 7 剂，水煎服。

☯ 三诊（2022 年 12 月 16 日）

舌苔仍较厚腻，大便成形，应轻清去实，分消其势为主。

处方： 甘露消毒丹加减。

| 滑石 10 克 | 茵陈 15 克 | 黄芩 10 克 | 石菖蒲 10 克 |

川木通 10 克	广藿香 10 克	射干 10 克	连翘 15 克
薄荷 10 克	沉香 10 克（后下）	党参 10 克	炒槟榔 10 克
枳实 10 克	草果 10 克		

用法：7 剂，水煎服。

☯ 四诊（2022 年 12 月 21 日）

厚腻苔渐退，脉弦濡，仍诉大便次数增多，当守芳香醒脾之法化湿，以理气和中化湿为治则。

处方：藿香正气散加减。

广藿香 20 克	桔梗 10 克	炙甘草 5 克	紫苏叶 10 克
陈皮 10 克	茯苓 10 克	厚朴 10 克	半夏 10 克
黄芩 10 克	葛根 30 克	木香 10 克	苍术 10 克
砂仁 10 克（后下）	炒白扁豆 30 克	白术 10 克	鳖甲 20 克（先煎）
红花 10 克	沉香 10 克（后下）		

用法：7 剂，水煎服。

☯ 五诊（2023 年 1 月 17 日）

偶有腹胀，口干，大便次数、性状正常，舌暗红苔白腻稍黄，脉弦，当养阴清热，活血消癥为主。

处方：何炎燊教授之二甲调肝汤加减，虑患者轻清化湿之七八，现见口干，暂去原方之黄芪，加用沟通上下行气之品。

鳖甲 15 克（先煎）	龟甲 15 克（先煎）	丹参 15 克	白芍 30 克
天冬 10 克	仙鹤草 30 克	白术 10 克	泽泻 10 克
石斛 10 克	青皮 10 克	柴胡 10 克	赤芍 20 克
檀香 10 克（后下）	田基黄 20 克		

用法：7 剂，水煎服。

☯ 六诊（2023年1月31日）

患者诉腹胀较前好转，舌暗红苔白腻稍厚，脉弦，守上方，加黄芪30克，玄参10克，桃仁10克，红花10克，苍术10克。续7剂。

☯ 七诊（2023年2月28日）

患者诉反酸，稍腹胀，见舌暗红苔白腻偏厚，脉弦，辨为脾虚湿困证。

处方：平胃散加减。

苍术10克	甘草10克	陈皮10克	柴胡10克
半夏10克	茯苓10克	炒莱菔子10克	木蝴蝶10克
香附10克	五指毛桃30克	茵陈10克	木香10克
大豆黄卷30克	车前子10克	鳖甲20克（先煎）	
龟甲20克（先煎）			

用法：7剂，水煎服。

☯ 八诊（2023年3月24日）

患者诉反酸好转，稍腹胀，舌暗红苔白腻，脉弦，复诊中满分消丸加减，去泽泻，加山萸肉15克。再予7剂。

☯ 九诊（2023年4月6日）

患者未诉特殊不适，见舌暗红苔白稍腻，脉弦，复查肝脏弹性检测示硬度值为6.4，予以预约上腹部增强CT，拟下次复诊阅报告，要求继续中药调理，继续予二甲调肝汤，五诊方去泽泻、柴胡、青皮、赤芍，加莱菔子10克，砂仁10克（后下）以增强行气活血之功。改方7剂。

☯ 十诊（2023年5月15日）

上腹部增强CT提示为肝多发囊肿。患者诉偶腹胀，见舌暗红苔白腻，脉弦，维持八诊中满分消丸方，7剂。

按语

本医案患者起病隐匿,根据影像学检查资料可辨病为肝积。患者嗜食厚重滋腻之品,见舌红胖苔黄厚腻,脉弦滑,是属三焦湿热,是湿热证显而虚证未现。湿热稽留,当祛邪为主。祛除湿热可利湿、化湿、燥湿等,对于久留之湿邪,峻攻反效不佳,当以轻清为主,故选用芳香化湿之法,醒脾并行分消湿邪,湿去则热随之去。甘露消毒丹、藿香正气散皆是此类以芳香化湿醒脾。湿热祛且再议补益,符合先祛邪再扶正原则,以免闭门留寇,须注意湿热证的瘥复仍是肝硬化始终关注的,但湿热未尽而标证不显无须另立方药,可于本证治疗中佐用清热祛湿之品即可,亦是如上所言"四面合围"。对于久病余下的本证如阴虚、血瘀,当采用"四面合围"法一举治之。二甲调肝汤作为养阴、益气、活血合而成的方剂,对于肝硬化患者久服亦是有益的,适用于肝硬化且标不实者。董明国在原方上加入天冬、石斛、玄参滋肾、胃之阴,补气同时加用柴胡、青皮入肝经行肝胆之气以防补气过滞,恰行助运之功,稍佐檀香、砂仁疏通行气以助活血药散血瘀、调气和血。肝硬化的治疗,亦是病因治疗,祛除病因兼扶正其效可夸。

(邓艳华)

肝积（气虚血瘀证）

病案介绍

初诊

患者男，49岁。

主诉：反复纳差乏力1年余。

就诊原因：患者于1年前反复纳差乏力，上腹不适，时有反酸。外院诊断肝硬化。患者目前精神尚可，体力正常，食欲正常，睡眠一般，体重无明显变化，便软。于2023年5月9日就诊。

既往史：无高血压、糖尿病等内科病史。有乙肝病史，规律服用替诺福韦抗病毒治疗。无结核病等其他传染病病史，否认药物、食物过敏史。

查体：体温36.5℃，血压120/70 mmHg，脉搏80次/分。肝区无叩击痛，腹软，肝脾肋下未及，全腹无压痛，肠鸣音正常，双下肢无水肿。舌红苔白厚腻干，脉弦滑。

辅助检查：2023年5月4日行腹部彩超（肝胆胰脾、门静脉系统）检查提示，肝弥漫性病变，请结合肝功能；脾脏稍增大；胆囊结石；胰未见明显异常；门静脉系统血流未见明显异常。

中医四诊：

望诊　望神：神志清晰，表情自然。望色：面色荣润，含蓄不露。望形：身体肥胖，营养良好。望态：肌肉不削，反应灵敏。望舌：舌红，苔白厚腻干。

闻诊　闻声音：言语清晰，呼吸正常，未见咳嗽咳痰、呃逆、哮喘、呻吟等。闻气味：未闻及特殊气味。

问诊 患者于 1 年前反复纳差乏力，上腹不适，时有反酸。外院诊断肝硬化。食欲正常，睡眠一般，体重无明显变化，便软，偶有不成形便，小便尚可。

切诊 脉弦滑。

病机分析：患者感受病毒之邪，肝失疏泄，横逆犯胃，胃失和降，气机壅滞，不通则痛，气机易上，故反酸，纳差。气滞日久而见气虚，则乏力。肝藏血，主疏泄，肝受邪而失疏泄，血滞经脉，成为瘀血，而见肝硬化。舌红苔白厚腻干，脉弦。辨证为气虚血瘀。

诊断辨证：

中医诊断：肝积，气虚血瘀证。

西医诊断：肝硬化。

治则治法：补气活血，疏肝健脾。

处方：平胃散加减。

草果 10 克	木香 10 克	厚朴 10 克	槟榔 10 克
知母 10 克	黄芩 10 克	白芍 30 克	甘草 10 克
白术 20 克	五指毛桃 30 克	莱菔子 10 克	稻芽 15 克
麦芽 15 克	荷叶 20 克	叶下珠 30 克	丹皮 10 克

用法：7 剂，水煎服。

☯ 二诊（2023 年 5 月 19 日）

服后症状缓解，纳差乏力，上腹不适，时有反酸，见舌厚苔较前稍退，脉弦滑，大便次数增多，不成形，偶有腰酸腿软，虑其上方行气之力尚且不够，加强行气破气之品。

处方：平胃散加减。

熟党参 15 克	白术 20 克	茯苓 10 克	蒸陈皮 10 克
姜半夏 10 克	甘草 5 克	香附 15 克	鸡内金 10 克
炒莱菔子 10 克	檀香 5 克	青皮 10 克	红花 10 克
燀桃仁 10 克	田基黄 10 克	山萸肉 15 克	乌药 10 克

☯ 三诊（2023 年 6 月 9 日）

服后症状缓解，厚腻苔渐退，脉弦濡，仍诉大便次数增多，当守芳香醒脾之法化湿，以理气和中化湿为治则。予藿香正气散加减以加强化湿之力。

处方：藿香正气散加减。

广藿香 20 克	炙甘草 10 克	蒸陈皮 10 克	茯苓 20 克
姜厚朴 10 克	姜半夏 10 克	黄芩 10 克	木香 10 克
泡苍术 10 克	砂仁 10 克	豆蔻 10 克	炒白扁豆 30 克
白术 10 克	大黄 10 克	草果 10 克	莱菔子 10 克
茵陈 10 克	红花 10 克		

☯ 四诊（2023 年 7 月 10 日）

上方服后，胃口见佳，厚腻之苔退尽，脉弦。何炎燊教授之二甲调肝汤加减，虑患者轻清化湿之七八，口干，暂去原方之黄芪，加用沟通上下行气之品。

处方：二甲调肝汤加减。

白术 20 克	茯苓 10 克	陈皮 10 克	半夏 10 克
甘草 5 克	香附 15 克	紫苏 10 克	麦冬 15 克
墨旱莲 10 克	青皮 10 克	鳖甲 30 克	牡蛎 20 克
五指毛桃 20 克	白茅根 20 克		

用法：分次温服 7 剂，水煎取药汁 400 mL。

五诊（2023年8月10日）

患者未诉特殊不适，见舌暗红苔白稍腻，脉弦，要求继续中药调理，继续予二甲调肝汤。

按语

> 本案例患者感染病毒之邪，肝失疏泄，横逆犯胃，胃失和降，气机壅滞，不通则痛，气机易上，故反酸，纳差。气滞日久而见气虚，则乏力。肝藏血，主疏泄，肝受邪而失疏泄，血滞经脉，成为瘀血，而见肝硬化。舌红苔白厚腻干，脉弦为气虚血瘀之症。但又因伤及脾胃，夹杂湿邪为患，当以先祛湿健脾为主。祛湿可利湿、化湿、燥湿等，对于久留之湿邪，峻攻反效不佳，当以轻清为主，故选用芳香化湿之法，醒脾并行分消湿邪，湿去则脾胃功能随之恢复。平胃散、藿香正气散皆是此类以芳香化湿醒脾。

（邓艳华）

肝积（气滞血瘀证）

病案介绍

初诊

患者男，40岁。

主诉：肝纤维化1年。

就诊原因：患者肝纤维化 1 年，曾在外院行干扰素治疗，约 5 个月，后觉不良反应明显，且后因甲状腺癌行甲状腺切除术，故停药，现服恩替卡韦。就诊时无特殊不适，眠差，难入睡，梦多，早醒，小便调，大便正常，觉少许口干。

既往史：否认高血压、糖尿病、冠心病等病史，否认药物、食物过敏史，无吸烟史。

查体：体温 36.5℃，脉搏 80 次/分，血压 126/78 mmHg，呼吸 18 次/分，生命体征平稳，腰肌紧张，无叩痛、压痛。

辅助检查：2021 年经腰部 MRI 提示为腰椎骨质增生，腰$_{3/4}$～腰$_5$/骶$_1$椎间盘变性、突出，同层面椎管狭窄。B 超检查提示：肝硬度正常，肝实质回声增粗，肝囊肿声像；胆、胰、脾未见明显异常。肝纤维化指标正常。

中医四诊：舌红，苔薄，脉弦。

病机分析：因患者久受乙肝疫毒侵袭，伤及于肝，肝气郁结，久郁则血运失调，而成血阻，气滞血阻，脉络不和，故胁下癥瘕积聚；肝郁脾虚，脾不运化，水谷内停。舌红，苔薄，脉弦细，为脾气不足，气滞血瘀的表现。

诊断辨证：

中医诊断：肝积，气滞血瘀证。

西医诊断：①肝纤维化；②恶性肿瘤个人史（甲状腺切除术后）；③乙肝表面抗原携带者。

治法治则：健脾行气，活血消积。

处方：二甲调肝汤加减。

醋鳖甲 30 克	白芍 30 克	天冬 10 克	玄参 10 克
白术 10 克	干石斛 10 克	燀桃仁 10 克	红花 10 克
麦芽 30 克	虎杖 15 克	甘草 5 克	郁金 10 克

莲子 10 克　　　茯苓 10 克　　　白扁豆 10 克　　　茵陈 10 克

用法：分次温服，7 剂，水煎取药汁 400 mL。

☯ 二诊

患者现无特殊不适，眠差，难入睡，梦多，早醒小便调，大便正常，觉少许口干。

处方：二甲调肝汤加减。

醋鳖甲 30 克　　　煅牡蛎 30 克　　　泡苍术 10 克　　　干石斛 10 克
醋莪术 10 克　　　红花 10 克　　　鸡内金 20 克　　　虎杖 15 克
甘草 5 克　　　郁金 10 克　　　茯神 30 克　　　薏苡仁 30 克
茵陈 10 克

用法：分次温服，7 剂，水煎取药汁 400mL。

☯ 三诊（2024 年 3 月 29 日）

患者肝弹硬度为 7.7；脂肪衰减 257。

处方：二甲调肝汤加减。

醋鳖甲 30 克　　　煅牡蛎 30 克　　　泡苍术 10 克　　　醋莪术 10 克
厚朴花 10 克　　　鸡内金 20 克　　　虎杖 15 克　　　甘草 5 克
郁金 10 克　　　茯神 30 克　　　薏苡仁 30 克　　　茵陈 10 克
木香 10 克　　　泽泻 10 克

用法：分次温服，7 剂，水煎取药汁 400mL。

📋 按语

本案例患者发现肝纤维化 1 年，肝纤维化常由外感邪毒、酒湿内蕴、血吸虫感染等病因引起脏腑虚损、虚损生积、毒损肝络、血瘀脉络。病机突出脾虚与血瘀，本虚标实。治法上以健脾补虚为主，兼夹活血化瘀、疏肝理气、清热祛湿、利胆退黄等治法，攻补兼施，辨证施治。随着现代医学对乙肝病毒的逐步深入研究，抗病毒药物不断推陈出新，但药物只单方面针对病毒，治疗千篇一律，对宿主（人体的免疫调节功能）却甚少关注，一旦出现抗病毒药物耐药，西医可谓无计可施。而中医的核心理论就是讲求天人合一，注重整体观，强调个体化治疗，虽然中药抗乙型肝炎病毒作用尚不明确，但中医却能通过辨证施治，使人体趋于阴阳平衡，通过健脾胃从而提高人体自身免疫调节功能，里应外合，中西结合，提高抗病毒药物的应答率。从而使肝病逐渐趋于好转或痊愈。针对本例患者，初诊以二甲调肝汤合参苓白术散，主以健脾行气。原患者眠差，梦多，早醒。以脾虚为主，重以健脾，再加二甲调肝汤以行气活血，标本皆治；二诊又加茵陈、薏苡仁、苍术等清热祛湿，是以脾虚则湿胜，加以清热燥湿，以防补益太过而生内热；三诊湿热较前清退，遂加强疏肝行气之力。三次诊疗均以标本兼治为主，旨在以行气活血为本，兼以健脾疏肝，从而改善症状，提高患者的生活质量，增强其幸福感，体现中医人文关怀。

（邓艳华）

肝着（肝郁血瘀证）

病案介绍

初诊

患者男，57岁。

主诉：体检发现肝硬化代偿期1周。

就诊原因：患者体检发现肝硬化代偿期1周，余无明显不适。

既往史：无高血压、糖尿病等内科病史。有乙肝大三阳病史，现服用抗病毒药物。无结核病等其他传染病病史。否认药物、食物过敏史。

查体：体温36.5℃，脉搏95次/分，血压132/79 mmHg。肝区无叩击痛，腹软，肝脾肋下未及，全腹无压痛，肠鸣音正常，双下肢无水肿。舌红苔白腻，脉弦细。

辅助检查：2023年8月29日外院B超提示肝硬化、脾脏增大。甲胎蛋白未见明显异常。

中医四诊：

望诊　望神：神志清晰，表情自然。望色：面色荣润，含蓄不露。望形：身体肥胖，营养良好。望态：肌肉不削，反应灵敏。望舌：舌红苔白腻，脉弦细。

闻诊　闻声音：言语清晰，呼吸正常，未见咳嗽咳痰、呃逆、哮喘、呻吟等。闻气味：未闻及特殊气味。

问诊　体检发现肝硬化代偿期1周。

切诊 脉弦细。

病机分析：患者久受乙肝疫毒侵袭，伤及于肝，肝气郁结，久郁则血运失调，而成血阻，气滞血阻，脉络不和，故胁下癥瘕积聚；肝郁脾虚，脾不运化，水谷内停。舌红苔白腻，脉弦细，为脾气不足，肝郁血瘀的表现。

诊断辨证：

中医诊断：肝着，肝郁血瘀证。

西医诊断：肝硬化（代偿期）。

治则治法：活血化瘀，疏肝滋阴。

处方：二甲调肝汤加减。

鳖甲 20 克	龟甲 20 克	丹参 15 克	白芍 30 克
天冬 10 克	玄参 10 克	仙鹤草 30 克	白术 10 克
石斛 10 克	桃仁 10 克	红花 10 克	麦芽 30 克
青皮 10 克	甘草 5 克	牡蛎 20 克	

用法：分次温服，7 剂，水煎取药汁 400 mL。

☯ 二诊（2023 年 9 月 12 日）

患者服药后症状缓解，见舌红苔白腻，脉弦细。觉效不改方，守原方。

处方：二甲调肝汤加减。

鳖甲 15 克	龟甲 15 克	丹参 15 克	白芍 30 克
天冬 10 克	玄参 10 克	仙鹤草 30 克	白术 10 克
泽泻 10 克	石斛 10 克	桃仁 10 克	红花 10 克
麦芽 30 克	甘草 5 克	女贞子 10 克	

用法：分次温服，7 剂，水煎取药汁 400 mL。

☯ 三诊（2023 年 9 月 21 日）

患者服药后症状缓解，舌红，苔白腻，脉弦紧。患者诉腹胀，予上方基础上加减健脾祛湿行气之品，加强上下行气之力。

处方：二甲调肝汤加减。

白术 20 克	茯苓 10 克	陈皮 10 克	半夏 10 克
甘草 5 克	香附 15 克	紫苏 10 克	麦冬 15 克
墨旱莲 10 克	青皮 10 克	红花 10 克	桃仁 10 克
鳖甲 30 克	茵陈 15 克		

用法：分次温服，7 剂，水煎取药汁 400 mL。

☯ 四诊（2023 年 9 月 28 日）

上方服后，患者舌红，苔白腻，脉弦紧。何炎燊教授之二甲调肝汤加减，虑患者轻清化湿之七八，加补益肝肾之品。

处方：二甲调肝汤加减。

党参 15 克	白术 20 克	茯苓 10 克	陈皮 10 克
半夏 10 克	甘草 5 克	香附 15 克	鸡内金 10 克
莱菔子 10 克	青皮 10 克	红花 10 克	沙苑子 20 克
桃仁 10 克	田基黄 10 克	山萸肉 15 克	鳖甲 20 克

用法：分次温服，7 剂，水煎取药汁 400 mL。

☯ 五诊（2024 年 6 月 20 日）

患者未诉特殊不适，舌红，苔白腻，脉弦紧。应其要求继续中药调理，继续予以二甲调肝汤，加滋阴行气护胃品，以防用药以伤脾胃。

处方：二甲调肝汤加减。

半夏 10 克	白芍 30 克	大枣 15 克	甘草 10 克
茯苓 10 克	香附 10 克	枳壳 10 克	麦芽 30 克
柴胡 10 克	川芎 10 克	白术 15 克	陈皮 10 克
葛根 10 克	紫苏 15 克	鳖甲 30 克	龟甲 30 克
青皮 10 克			

按语

> 本例患者久受乙肝疫毒侵袭，治以健脾补虚，疏肝滋阴，活血祛瘀为法。选方以二甲调肝汤为底方，加减行气、健脾祛湿、破血逐瘀之品。层层递进，待症状稳定后，不忘顾护中焦，分步进行，步步缜密，以达里应外合之效。

（邓艳华）

肝癖（血瘀痰滞证）

病案介绍

初诊

患者男，48岁。

主诉：脂肪肝1年余。

就诊原因：患者1年前于门诊体检时发现脂肪肝，无头胀，无皮肤黄染，无乏力，纳一般，眠可，二便调。

既往史：有高脂血症病史，无高血压、糖尿病等内科病史。无乙肝、结核病等传染病病史。否认药物、食物过敏史。

查体：体温36.5℃，脉搏95次/分，血压132/79 mmHg。肝区无

叩击痛，腹软，肝脾肋下未及，全腹无压痛，肠鸣音正常，双下肢无水肿。舌质红，根部苔黄厚腻，脉弦滑。

辅助检查：2023年4月21日肠镜检查提示为肠息肉；病理检查提示为管状腺瘤，重度异型增生；胃镜检查提示为贲门炎、胃炎。

中医四诊：

望诊　望神：神志清晰，表情自然。望色：面色荣润，含蓄不露。望形：身体肥胖，营养良好。望态：肌肉不削，反应灵敏。望舌：舌质红，根部苔黄厚腻，脉弦滑。

闻诊　闻声音：言语清晰，呼吸正常，未见咳嗽咳痰、呃逆、哮喘、呻吟等。闻气味：未闻及特殊气味。

切诊　脉弦滑。

病机分析：患者养生不慎，饮食不节，血浊留伏，日久不去，脉道结滞，壅塞脉络，气机不畅，一则缠绵耗气，一则聚湿成痰化瘀，诸邪互结，久而入络或深伏于内，则耗伤气血，脏腑经络受损，形成虚实夹杂之证。舌质红，根部苔黄厚腻，脉弦滑，均为血瘀痰滞之象。

诊断辨证：

中医诊断：肝癖，血瘀痰滞证。

西医诊断：肝硬化。

治则治法：活血化瘀，疏肝祛痰。

处方：平胃散加减。

木香 10 克	槟榔 10 克	青皮 10 克	陈皮 10 克
莪术 10 克	黄连 5 克	枳壳 10 克	大黄 10 克
香附 10 克	党参 15 克	白术 10 克	莱菔子 10 克
白芍 15 克	炮姜 5 克	竹茹 10 克	

用法：7剂，水煎服。

☯ 二诊（2023 年 5 月 23 日）

患者服药后症状缓解，见舌厚苔较前稍退，舌质暗红，脉弦滑，虑其上方清热之力尚且不够，加强清热祛湿之品。

处方： 平胃散加减。

槟榔 10 克	草果 20 克	厚朴 10 克	黄芩 10 克
生地 10 克	知母 10 克	甘草 10 克	竹茹 10 克
茵陈 10 克	山楂 10 克	荷叶 20 克	白扁豆 10 克
车前子 10 克	大黄 10 克		

☯ 三诊（2023 年 5 月 31 日）

患者服药后症状缓解，厚腻苔渐退，脉弦濡，自诉大便次数增多。当守芳香醒脾之法化湿，以理气和中化湿为治则，再加化浊降脂之品。

处方： 平胃散加减。

半夏 10 克	党参 15 克	黄连 5 克	黄芩 5 克
干姜 10 克	甘草 10 克	白术 20 克	豆蔻 20 克
厚朴 10 克	枳实 15 克	石菖蒲 10 克	莱菔子 10 克
荷叶 20 克	茯苓 20 克		

用法： 7 剂，水煎服。

☯ 四诊（2023 年 6 月 7 日）

上方服后，黄腻之苔稍退，脉弦。患者诉偶有腹胀，呃逆。在上方基础上加行气止呕之品，加强沟通上下行气之力。

处方： 平胃散加减。

半夏 10 克	黄连 5 克	黄芩 5 克	干姜 5 克
甘草 10 克	白术 20 克	豆蔻 10 克	厚朴 10 克
枳实 15 克	石菖蒲 10 克	莱菔子 10 克	荷叶 20 克
茯苓 20 克	草果 10 克	竹茹 20 克	

用法：分次温服，7 剂，水煎取药汁 400 mL。

☯ 五诊（2023 年 6 月 20 日）

患者未诉特殊不适，黄腻之苔退尽，见舌暗红苔白稍腻，脉弦。应其要求继续中药调理，予以平胃散加减。

📋 按语

> 本医案患者缘素饮食不洁，喜食肥甘厚味，血浊留伏，日久不去，脉道结滞，壅塞脉络，气机不畅，一则缠绵耗气，一则聚湿成痰化瘀，诸邪互结，久而入络或深伏于内，则耗伤气血，脏腑经络受损，形成虚实夹杂之证。舌质红，根部苔黄厚腻，脉弦滑均为血瘀痰滞之象。
>
> 肝癖在疾病的初期阶段即可生成，但此时尚未有明显的临床症状，若及早发现并加以干预，还处于可逆阶段。若任其发展，则浊随血行，周身内外无处不到，甚至肆虐多端，加重病势或引起新的病症出现。因此，在肝癖端倪初现之时就应迅速采取措施，及时加以清化，则血中浊气得除，既可使血液还原其清纯之性，恢复其正常循行，避免攻冲窜掠，又可先安未病之邪，防止变瘀成痰，从而将疾病消灭在萌芽状态，真正达到"治未病"的目的。不仅如此，根据《灵枢·平人绝谷》记载："血脉和利，精神乃居。"肝癖的早发现、早干预还有利于保持机体的气血旺盛、血脉调和、精力充沛，如此则正气存内，邪不可干，精神内守，病安从来？此病虽预后良好，然亦有少数患者出现门静脉高压而演变成肝硬化者，故不能等闲视之。脂肪肝属中医之血浊、肝癖，然因病机病因与肝硬化、肝癌不同，彼乃邪毒内蕴，阻塞血络成瘀，此乃厚味伤脾，脾失健运而生痰湿，聚湿化瘀，治法以健脾清浊为主。昔年，何炎燊教授曾用平胃

> 散加山楂、神曲、鸡内金消脂肪瘤有效，故亦用之治脂肪肝，然必须患者戒酒节食、多动，方能奏效。

（邓艳华）

❈ 胆石症（肝郁气滞，脾虚湿阻证）

📖 病案介绍

☯ 初诊

患者女，43岁。

主诉： 上腹痛1月余。

就诊原因： 患者于1个月前进食后出现腹痛，以上腹部疼痛为主，伴腹胀、腹泻、恶心欲呕、嗳气不爽，无胸闷、胸痛，无放射至肩背部疼痛，无反酸，无解黑便，无恶寒、发热等不适。今晨患者发现皮肤黏膜及结膜稍黄染，小便色黄，伴恶心欲呕，嗳气呃逆，无发热恶寒。于2024年1月3日就诊。

既往史： 有脂肪肝病史。无高血压、糖尿病、冠心病病史。无肝炎、结核病等传染病病史。否认药物、食物过敏史。

查体： 血压132/83 mmHg，脉搏83次／分，全身皮肤轻度黄染，巩膜轻度黄染，眼睑结膜无苍白，头颅五官无畸形，唇无发绀，颈软，甲状腺未触及，咽不红，扁桃体不大，双肺呼吸音清，心界如常，心音低钝，各瓣膜区未闻及杂音，腹壁静脉无扩张，腹软，腹部无压痛及反跳痛，肝脏肋下未触及，脾脏肋下未触及，肾区无叩痛，肠鸣音正常。舌红，苔白腻，脉弦。

辅助检查：2024年1月3日肝酶1组检查提示，丙氨酸氨基转移酶（ALT）114.10 IU/L，天门冬氨酸氨基转移酶（AST）89.20 IU/L，γ-谷氨酰基转移酶（GGT）131.30 IU/L。肝代谢7项：总胆红素（TBIL）45.20μmol/L。上腹部CT平扫提示：胆总管结石。

中医四诊：

望诊 望神：神志清晰，表情自然。望色：面色少华，暗淡不荣。望形：身体强壮，营养良好。望态：肌肉不削，反应灵敏。望舌：舌红，苔白腻。

闻诊 闻声音：言语清晰，呼吸正常，未见咳嗽、咳痰、呃逆、哮喘、呻吟等。闻气味：未闻及特殊气味。

问诊 腹胀，恶心欲呕，暂无腹痛，无胸闷胸痛，无放射至肩背部疼痛，无解黑便，无腹泻、便秘，无恶寒、发热等不适。纳眠可，大便不成形，小便色黄。

切诊 脉弦。

病机分析：患者为中年女性，经四诊合参，本病属中医"胆石症"范畴。辨证为肝郁气滞、脾虚湿阻证。胆石症归属于少阳经，病位在胆，涉及肝，亦和中焦脾胃密切相关，脾气虚损导致脾脏运化功能失常，使体内湿浊潴留，导致胆汁排泄不利，从而引起胆石症。

诊断辨证：

中医诊断：胆石症，肝郁气滞、脾虚湿阻证。

西医诊断：胆总管结石。

治则治法：疏肝理气，化湿健脾。

处方：柴胡桂枝干姜汤加减。

北柴胡 10 克	桂枝 10 克	干姜 5 克	白芍 30 克
甘草 10 克	枳壳 15 克	茵陈 15 克	茯苓 10 克
猪苓 10 克	白术 10 克	泽泻 10 克	鸡内金 30 克
郁金 15 克	金钱草 30 克		

用法： 7 剂，水煎服。

☯ 二诊

患者服药后症状缓解，腹痛好转，黄疸减退，仍时有腹胀，嗳气不爽，大便可，睡眠改善。舌淡红，苔薄白，脉弦。

前方去猪苓 10 克，加大豆黄卷 30 克。7 剂，水煎服。

☯ 三诊

患者服药有效，肝功能接近正常，黄疸消退，腹痛腹胀明显好转，但饮食不节易腹泻，大小便正常，睡眠可。舌淡红，苔薄白，脉弦。

前方加黄芪 10 克。7 剂，水煎服。

📋 按语

> 本例患者以腹痛，巩膜、皮肤黄染为主诉，腹胀，腹泻，恶心欲呕，嗳气不爽，综合舌脉情况，辨证为肝郁气滞，脾虚湿阻，治以疏肝理气，化湿健脾，方选柴胡桂枝干姜汤加减治之。柴胡桂枝干姜汤是小柴胡汤的一个变方，治疗邪传少阳，枢机不利，三焦气寒，津液不布而见"往来寒热，胸胁满微结，心烦，渴而不呕，小便不利"等证。"见肝之病，则知肝当传脾"，中焦脾胃为气机升降之枢，但脾胃之气的升降运动亦有赖于肝胆之气的疏泄，脾无肝胆不能升清，胃无肝胆不能降浊。柴胡桂枝干姜汤可治疗少阳气郁而兼脾阳不足，既能清解少阳胆热，又能温补太阴脾寒，可治疗少阳胆热兼有太阴脾寒证，加上白芍缓急止痛，茵

陈清利肝胆湿热，枳壳理气宽中，茯苓、白术、泽泻、猪苓健脾利湿，鸡内金、郁金、金钱草利胆去石。经过1月余治疗，患者病情明显好转，无明显腹痛、黄染，肝功能正常。

（邓艳华）

腹痛（寒邪积滞证）

病案介绍

初诊

患者女，38岁。

主诉：腹痛半天。

就诊原因：患者于半天前无明显诱因后出现腹痛，以上腹部疼痛为主，持续性胀痛，呕吐胃内容物数次，四肢不温，无腹胀、腹泻，无胸闷、胸痛，无放射至肩背部疼痛，无黑便，无恶寒、发热等不适，曾至外院就诊，予口服奥美拉唑、磷酸铝凝胶对症处理后，症状反复，仍有上腹部疼痛，伴冷汗出，纳食差，大便难解，小便正常，睡眠差。遂于2024年3月6日来我处就诊。

既往史：否认高血压、糖尿病、冠心病等病史。否认肝炎、结核病等传染病病史。否认药物、食物过敏史。

查体：血压112/61 mmHg，脉搏69次／分，全身皮肤黏膜无黄染及出血点,睑结膜无苍白,头颅五官无畸形,唇无发绀,颈软,甲状腺未触及,咽不红,扁桃体不大,双肺呼吸音清,心界如常,心音低钝,各瓣膜区未闻及杂音,腹软,肝脾肋下未及,上腹部有压痛,无反跳痛,余腹部无压痛及反跳痛,肠鸣音正常,双下肢无水肿。舌淡,苔薄白,脉紧弦。

辅助检查:上腹部 CT 平扫提示,胆总管末端结石、梗阻并胆源性胰腺炎可能。

中医四诊:

望诊 望神:神志清晰,表情自然。望色:面色少华,暗淡不荣。望形:身体强壮,营养良好。望态:肌肉不削,反应灵敏。望舌:舌淡,苔薄白。

闻诊 闻声音:言语清晰,呼吸正常,未见咳嗽咳痰、呃逆、哮喘、呻吟等。闻气味:未闻及特殊气味。

问诊 上腹部疼痛为主,持续性胀痛,呕吐胃内容物数次,后多次呕吐酸水,四肢不温,无腹胀、腹泻,无胸闷、胸痛,无放射至肩背部疼痛,无恶心、呕吐,无解黑便,无恶寒、发热等不适。纳眠差,大便难解,小便正常。

切诊 脉紧弦。

病机分析:患者为中青年女性,经四诊合参,其病属中医"腹痛"范畴,辨证为肝胆湿热证。因患者饮食不节,嗜食烈酒、辛辣之品,致损伤脾胃,运化失职,湿浊内生,肝胆结石在内,则碍肝胆疏泄,胆汁郁滞不畅,脾胃升降失常,中焦腑气不通,精微酿成湿浊,湿郁化热,湿热蕴结,气机不通,不通则痛,故发腹痛。舌淡、苔薄白,脉紧弦,为寒邪积滞之象。

诊断辨证:

中医诊断:腹痛,寒邪积滞证。

西医诊断:急性胆源性胰腺炎。

治则治法：温阳散寒，通下积滞。

处方：大黄附子汤加减。

制附子 5 克	细辛 3 克	大黄 10 克	柴胡 10 克
黄芩 30 克	炒莱菔子 30 克	炒葶苈子 10 克	枳实 15 克
厚朴 15 克	玄明粉 10 克	赤芍 30 克	炙甘草 10 克
槟榔 10 克			

用法：7 剂，水煎服。

二诊

患者服药后症状缓解，流质饮食，仍时有少许腹痛，呕吐、四肢不温好转，每日大便 2 次，舌淡，苔薄白，脉紧弦。

继续予前方治疗。7 剂，水煎服。

三诊

患者服药有效，腹痛好转，无呕吐，大便不成形，每日 1～2 次，纳一般，小便正常，睡眠可。舌淡红，苔薄白，脉弦。

前方去大黄，加炒稻芽 30 克、炒麦芽 30 克。7 剂，水煎服。

按语

中医认为饮食不节、情志失调是导致腹痛的主要原因。如长期酗酒、嗜食肥甘厚味者，则湿热内生，蕴结脾胃，郁蒸肝胆，致土壅木郁或郁热煎熬成石；忧思郁怒易伤肝，胆附于肝，两者互为表里，肝伤胆必受累，肝胆失疏，则胆腑通降失司，胆汁排泄不畅，结成砂石；脾胃运化失常，阳气被遏日久，以致寒热错杂，痰瘀凝滞，腑气不通，不通则痛而发本病。方选大黄附子汤加减治之，附子、大黄、细辛温中散寒导滞，柴胡、黄芩升肝降胆，炒莱菔子、炒葶苈子、枳实、厚朴、槟榔行气通腑，玄明粉通

> 便攻下，赤芍活血止痛，炙甘草调和诸药。本例患者使用本方，寒热并施、温补通下同施，既能通腑泄热，促进胃肠道蠕动，有效抑制肠道细菌移位，清除已被激活的胰酶和坏死组织产生的毒性物质，又能温肾暖脾，防止因失液、毒素吸收等因素引起的休克发生，故而取得良好疗效。

（邓艳华）

腹痛（肝胆湿热证）

病案介绍

初诊

患者男，31岁。

主诉： 反复右上腹痛1年余。

就诊原因： 1年前患者无明显诱因下出现腹痛，以右上腹为主，呈阵发性胀痛，恶心欲呕，纳差，口干，口苦，大便干结，3天/次，无反酸、嗳气，无胸闷、胸痛等不适，睡眠一般，小便可。患者多次在外院就诊，诊断为胆囊结石伴胆囊炎，外科建议手术治疗，患者拒绝，要求保守治疗。遂于2022年8月8日来我处就诊。

既往史： 平素体健，无高血压、冠心病、糖尿病等内科病史。无肝炎、结核病等传染病病史。否认药物、食物过敏史。

查体： 血压127/79 mmHg，脉搏86次/分，全身皮肤黏膜无黄染及出血点，睑结膜无苍白，头颅五官无畸形，唇无发绀，颈软，甲状腺未触及，咽不红，扁桃体不大，双肺呼吸音清，心界如常，心音低钝，各瓣膜区未闻及杂音，腹软，肝脾肋下未及，全腹无压痛，肠鸣音正常，双下肢无水肿。舌红苔黄，脉弦数。

辅助检查：腹部B超提示，胆囊结石伴胆囊炎。

中医四诊：

望诊 望神：神志清晰，表情自然。望色：面色少华，暗淡不荣。望形：身体强壮，营养良好。望态：肌肉不削，反应灵敏。望舌：舌红苔黄。

闻诊 闻声音：言语清晰，呼吸正常，未见咳嗽咳痰、呃逆、哮喘、呻吟等。闻气味：未闻及特殊气味。

问诊 腹痛，以右上腹为主，呈阵发性胀痛，恶心欲呕，纳差，口干，口苦，大便干结，3天／次，无反酸嗳气，无胸闷胸痛等不适，睡眠一般，小便可。

切诊 脉弦数。

病机分析：患者因饮食不节、情志失舒等致少阳枢机不利，胆腑气机郁滞，升发通降失调，升发不及则相火内郁化热，通降不利则胆汁内瘀而成实邪，相互搏结成胆腑热实，发为本病。

诊断辨证：

中医诊断：腹痛，肝胆湿热证。

西医诊断：胆囊结石伴胆囊炎。

治则治法：疏肝清热，利胆通腑。

处方：大柴胡汤加减。

北柴胡15克	黄芩10克	白芍15克	姜半夏10克
麸炒枳实10克	大黄3克	大枣15克	郁金10克
广金钱草10克	鸡内金10克	海金沙10克	炒莱菔子10克

麦芽 30 克

用法： 7 剂，水煎服。

二诊

患者服药后症状缓解，仍时有腹痛，口稍干，大便 1～2 日／次。舌红苔黄，脉弦数。

以上方加茵陈 10 克。

三诊

患者服药有效，仍有餐后饱胀感，无明显口干、口苦，大便正常。舌红苔黄，脉弦。

上方加木香 10 克，砂仁 10 克。

四诊

患者服药后症状减轻，腹痛消失，纳好转，无恶心欲呕，大小便正常，胃脘隐痛，饭后加重伴嗳气，大便正常。舌淡红苔薄白，脉弦。方选香砂平胃散加木香 10 克，草果 10 克，广金钱草 10 克，鸡内金 10 克，海金沙 10 克。7 剂，水煎服。

按语

> 本例患者以反复右上腹痛为主诉，恶心欲呕，纳差，口干，口苦，大便干结，综合舌脉情况，辨证为肝胆湿热，治疗宜疏肝清热，利胆通腑，方选大柴胡汤加减。大柴胡汤是和解为主与泻下并用的方药，方中柴胡为君，与黄芩合用能和解清热，以除内邪，大黄、枳实泻热结，共为臣药，芍药缓急止痛，与大黄相配可治腹中实痛，半夏降逆止呕，大枣调和营卫，加入郁金、广金钱草、鸡内金、海金沙利胆排石，炒莱菔子行气除胀，

> 麦芽健脾和中。经治疗后,患者症状好转,复查腹部彩超提示胆囊结石较前明显缩小。

(邓艳华)

胆石症(肝胆湿热证)

病案介绍

初诊

患者男,61岁。

主诉: 腹痛4天,发热2天。

就诊原因: 患者于4天前进食油腻后出现腹痛,以上腹部胀痛为主,呈阵发性,无放射至他处,无恶寒发热,无头晕头痛,无胸闷胸痛,无心悸、气促,无咳嗽、咳痰,无尿频、尿急等不适,当时未予重视。2天前无明显诱因出现发热,体温最高可达40.5℃,当时至社区医院就诊,予以奥司他韦、头孢等对症治疗后仍反复发热。食欲差,睡眠一般,大便难解,小便正常。于2024年1月20日来我处就诊。

既往史: 20年前发现血糖升高,最高可达12+ mmol/L,未确诊糖尿病,未服用药物治疗,未监测血糖。有胆囊炎病史3年余,自诉2023年发作3次。否认高血压、糖尿病、冠心病等病史。否认肝炎、结核病、伤寒等传染病病史。

查体: 血压111/75 mmHg,脉搏97次/分,全身皮肤黏膜无黄染及出血点,睑结膜无苍白，头颅五官无畸形，唇无发绀，颈软，甲状腺未触及，咽不红，扁桃体不大，双肺呼吸音清，心界如常，心音低钝，各瓣膜区未闻及杂音，腹软，上腹部压痛，无反跳痛，余腹部无压痛及反跳痛，肠鸣音正常，双下肢无水肿。舌红，苔黄腻，脉弦滑数。

辅助检查： 上腹部CT提示，急性胆囊炎并胆囊多发结石，胆囊窝积液，胆总管结石。

中医四诊：

望诊 望神：神志清晰，表情自然。望色：面色少华，暗淡不荣。望形：身体强壮，营养良好。望态：肌肉不削，反应灵敏。望舌：舌红，苔黄腻。

闻诊 闻声音：言语清晰，呼吸正常，未见咳嗽咳痰、呃逆、哮喘、呻吟等。闻气味：未闻及特殊气味。

问诊 腹痛，以上腹部胀痛为主，呈阵发性，无放射至他处，发热，无头晕、头痛，无胸闷、胸痛，无心悸、气促，无咳嗽、咳痰，无尿频、尿急等不适，食欲差，睡眠一般，大便难解，小便正常。

切诊 脉弦滑数。

病机分析： 患者饮食失宜、情志失调、外感湿热疫毒等因素，导致气血运行不畅，郁结于肝胆；或湿热蕴结于肝胆，导致肝失疏泄，胆失通降，胆液凝滞，聚结成石。

诊断辨证：

中医诊断： 胆石症，肝胆湿热证。

西医诊断： 胆总管结石伴急性胆管炎。

治则治法： 通腑泄热，降逆散结。

处方： 大柴胡汤加减。

北柴胡 10 克　　大黄 10 克　　桂枝 10 克　　茯苓 15 克

黄芩 10 克	半夏 10 克	枳实 10 克	赤芍 30 克
桃仁 10 克	牡丹皮 15 克	广金钱草 30 克	鸡内金 30 克
海金沙 30 克	炙甘草 5 克		

用法：7 剂，水煎服。

二诊

患者服药后症状缓解，仍时少许腹痛，纳一般，现无发热，大便可。舌红，苔黄腻，脉弦滑。

以上方加栀子 10 克。

三诊

患者服药有效，腹痛明显好转，饮食正常，无发热，大小便可，睡眠可。舌淡红，苔黄，脉弦滑。

以上方加茵陈 10 克，去大黄。

按语

> 本例患者以腹痛、发热为主诉，上腹部胀痛，伴有发热，综合舌脉情况，辨证为肝胆湿热证，治疗宜通腑泄热，降逆散结，故选大柴胡汤加减。方中柴胡为君药，具有和解少阳，疏肝解郁的功效；黄芩、大黄、枳实为臣药，其中黄芩可清热燥湿，助柴胡祛除少阳之邪热，大黄和枳实能通里攻下，清泻内热，行气散痞；白芍改赤芍，可缓急止痛，同时与大黄配伍可治腹中实痛，与枳实配伍可以行气活血，加上桃仁、丹皮活血散结；半夏和胃、降逆止呕，可共为佐药，茯苓健脾化湿，广金钱草、鸡内金、海金沙利胆排石。全方配伍共奏和解少阳、通下腑实、疏肝理脾、清热化瘀等功效，患者自觉症状减轻，纳食可，精神好，疗效良好。

（邓艳华）

第三部分 肿瘤杂病

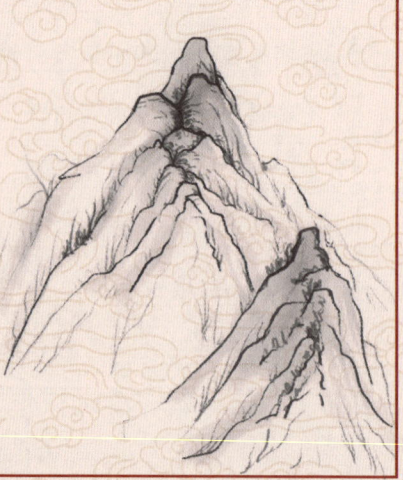

胃癌（脾虚寒湿证）

病案介绍

初诊

患者女，43岁。

主诉：胃恶性肿瘤术后1年余。

就诊原因：患者2022年2月因胃脘部不适行胃镜检查发现胃恶性肿瘤，2022年2月28日于外院行胃大部分切除手术，术后病理提示中至低分化腺癌，部分为印戒细胞癌（Lauren 分型：混合型，$pT_{1B}N_2M_x$）。2022年3月24日行肿瘤8期化疗（方案为奥沙利铂＋卡培他滨），2022年9月8日停止化疗。2022年12月14日复查肿瘤未见明显复发转移。目前精神尚可，胃纳一般，肠鸣，手足麻木、怕冷，脱发明显，无口干、口苦，无口淡，大便偏稀，每天一解，睡眠可，体重无明显增加。于2023年4月27日来我处就诊。

既往史：否认高血压、冠心病、糖尿病病史。无肝炎、结核病等传染病病史。否认药物、食物过敏史。

查体：血压125/80 mmHg，脉搏70次/分，全身皮肤黏膜无黄染及出血点，睑结膜无苍白，头颅五官无畸形，唇无发绀，颈软，甲状腺未触及，咽红，扁桃体不大，双肺呼吸音清，心界如常，心音正常，各瓣膜区未闻及杂音，腹软，肝脾肋下未及，全腹无压痛，肠鸣音正常，双下肢无水肿。舌淡暗苔薄白，脉细滑。

中医四诊：神志清晰，精神尚可，面色稍暗，形体适中，胃纳一般，肠鸣，手足麻木、怕冷，脱发明显，无口干、口苦，无口淡，大便偏稀，每天一解，睡眠可，体重无明显增加。

病机分析：胃癌的病机与饮食因素及生活习惯有关，该患者长期饮食不节，情志失调引起机体脏腑经络功能失常，阴阳平衡失调，出现食积、气滞、血瘀、痰结，邪毒壅滞等一系列病理改变，最终导致癌肿。该患者胃癌属中至低分化腺癌，部分为印戒细胞癌，且有淋巴结转移，提示恶性程度高，病情较重，且患者身体虚弱，术后已化疗8次，正气受损，故可出现胃纳一般，甚纳差；病程日久则气虚血瘀，加之脾运耗损，寒湿内生，寒湿瘀互结，故可出现肠鸣，手足麻木、怕冷等症状，舌淡暗苔薄白，脉细滑，为脾虚寒湿之象。

诊断辨证：

中医诊断：胃癌，脾虚寒湿证。

西医诊断：胃恶性肿瘤（中至低分化腺癌，部分为印戒细胞癌；Lauren分型为混合型，$pT_{1B}N_2M_x$）。

治则治法：健脾和胃，散寒化湿。

处方：香砂六君子汤除去半夏，加炒麦芽30克、炒稻芽30克、鸡内金10克、大豆黄卷30克、薏苡仁30克、泡苍术10克、酒黄精10克、石见穿10克、藤梨根（猕猴桃根）10克。7剂，水煎服。

☯ 二诊

服7剂，诸症较前好转，仍有怕冷，大便偏稀不适。舌淡暗苔薄白，脉细滑。

处方：附子薏苡败酱散合四君子汤，加白芍15克、炒稻芽15克、预知子10克、肉苁蓉10克、盐菟丝子10克、黄芪15克、莱菔子10克、鸡内金10克、砂仁10克。

三诊

怕冷症状较前好转,大便软,因饮食失宜时有腹部不适,余无明显不适,舌淡暗苔白腻,脉滑。

处方:香砂六君子汤除去半夏,加炒麦芽 30 克、炒稻芽 30 克、大豆黄卷 30 克、麸炒薏苡仁 30 克、藤梨根 30 克、白花蛇舌草 30 克、积雪草 10 克、大枣 15 克。

四诊

患者症状减轻,因过食生冷病情反复,稍怕冷,胃脘部不适,疲倦,舌淡暗苔薄白,脉细滑。

处方:附子薏苡败酱散合四君子汤,加白芍 15 克、炒稻芽 15 克、预知子 10 克、肉苁蓉 10 克、盐菟丝子 10 克、黄芪 30 克、藤梨根 30 克、丹参 10 克、红花 10 克、乌梅 10 克。

五诊

患者诸症好转,稍口干,无明显不适,舌淡暗苔薄白,脉细滑。守上方,改加黄芪 15 克,加半枝莲 10 克、墨旱莲 10 克。

六诊

患者症状好转,余无明显不适,纳眠可,二便调。舌淡红苔白,稍腻,有齿痕,脉滑。

处方:消食平胃散加姜半夏 10 克、白术 10 克、茯苓 10 克、炒莱菔子 10 克、煨葛根 30 克、砂仁 10 克、百合 10 克、灵芝 10 克、半枝莲 10 克、藤梨根 10 克、盐菟丝子 10 克。

随诊

患者服药有良效,故此后一直于门诊复诊,遣方随症加减,在此期间病情稳定。2023 年 8 月 28 日复查肿瘤指标:CEA、CA199、CA125 均未见异常。现患者精神可,腹部偶有不适,胃纳尚可,无腹胀,眠可,二便尚调，舌淡，有齿痕，苔白，右脉细弦，左脉沉。患者病情恢复稳定，末次复诊时间为2024年6月25日，患者未诉明显不适。

按语

胃癌可归属于中医"癥积"范畴。胃癌是指起源于胃黏膜上皮细胞的恶性肿瘤，其发病部位包括贲门、胃体、幽门。胃癌是最常见的恶性肿瘤之一。董明国认为胃癌的主要病理因素为气郁、痰浊、湿阻、血瘀、毒聚（热毒、寒毒）。病理性质为标实本虚、虚实夹杂，常见全身属虚而局部属实。发病初期，邪毒偏盛而正虚不显；中晚期由于癌毒耗伤人体气血津液，多出现气虚、阴伤、气血亏虚或阴阳两虚等。

董明国尤为注重平衡脾胃阴阳。在本案例中，患者胃癌属中至低分化腺癌，部分为印戒细胞癌，且有淋巴结转移，提示恶性程度高，病情较重，且身体虚弱，术后已化疗8次，正气受损，病程日久则气虚血瘀，加之脾运耗损，寒湿内生，寒湿瘀互结，综合舌脉情况，辨证为脾虚寒湿证，治疗宜健脾和胃，散寒化湿，故选用香砂六君子汤加减，以健脾和胃，散寒化湿为主。方中以党参益气健脾，补中养胃为君；臣以白术健脾燥湿；佐以茯苓渗湿健脾；陈皮、木香芳香醒脾，理气止痛，砂仁健脾和胃，理气散寒，使以甘草调和诸药。全方扶脾治本，理气止痛，兼化痰湿，和胃散寒，标本兼顾。同时加上炒麦芽、炒稻芽、鸡内金消食毒，酒黄精平补脾胃，薏苡仁、泡苍术加强健脾利湿，大豆黄卷清热利湿，石见穿活血化瘀，藤梨根解毒抗癌。患者自觉症状减轻，胃纳尚可，疗效良好。

（温玉平）

胃癌（胃阴虚证）

病案介绍

初诊

患者男，65岁。

主诉：胃恶性肿瘤术后2月余。

就诊原因：患者2023年11月因胃脘不适行胃镜检查时发现胃恶性肿瘤，行手术治疗，术后2个月已行肿瘤1期化疗，具体化疗方案不详。于2024年1月29日来我处就诊。目前精神尚可，胃脘部不适，无腹痛、腹泻，无反酸、嗳气，无恶心、呕吐，无呕血、黑便，无胸闷、胸痛，大便较硬，小便调，眠可，体重无明显增加。

既往史：否认高血压、冠心病、糖尿病病史，无肝炎、结核病等传染病病史。否认药物、食物过敏史。其母有胃癌病史。

查体：血压130/84 mmHg，脉搏68次／分，全身皮肤黏膜无黄染及出血点，睑结膜无苍白，头颅五官无畸形，唇无发绀，颈软，甲状腺未触及，咽红，扁桃体不大，双肺呼吸音清，心界如常，心音正常，各瓣膜区未闻及杂音，腹软，肝脾肋下未及，全腹无压痛，肠鸣音正常，双下肢无水肿。舌红少苔，脉弦。

中医四诊：神志清晰，精神尚可，形体偏瘦，胃脘部不适，无腹痛、腹泻，无反酸、嗳气，无恶心、呕吐，无呕血、黑便，无胸闷、胸痛，大便较硬，小便调，眠可，体重无明显增加。

病机分析： 该患者虽是胃癌术后，但瘀毒未尽，手术复加化疗，气血大虚，脾胃虚弱，病久气阴亏虚，故胃脘部不适、大便较硬等症状，舌红少苔脉弦，为胃阴虚之象。

诊断辨证：

中医诊断：胃癌，胃阴虚证。

西医诊断：胃恶性肿瘤术后。

治则治法： 滋阴养胃。

处方： 麦门冬汤加山药10克、干石斛10克、乌梅10克、玉竹15克、白芍15克、炒稻芽30克、砂仁5克、炒莱菔子10克、乌药10克、百合10克、姜厚朴10克、败酱草20克、白花蛇舌草20克、仙鹤草20克。

用法： 7剂，水煎服。

☯ 二诊

服5剂，患者前来复诊，胃脘部不适较前好转，大便仍较难解。舌红少苔，脉弦。

处方： 上方减去砂仁、乌药、败酱草，加酒黄精20克、西洋参片10克、火麻仁30克。

☯ 三诊

患者已行肿瘤2期化疗，前来复诊，症见纳差，大便溏，眠差，余无明显不适。舌红少苔，脉弦。

处方： 理气六君子汤加紫苏梗10克、麸炒枳壳10克、炒麦芽30克、炒稻芽20克、麦冬15克、玉竹10克、炒莱菔子10克、炒山楂5克、白芍30克、太子参15克、大豆黄卷30克、藤梨根30克。

☯ 四诊

患者诸症好转，纳眠一般。舌暗红苔白，脉细弦。

处方： 大黄牡丹皮汤加姜僵蚕10克、姜黄5克、炒莱菔子10克、藤梨根 30 克、白花蛇舌草 30 克、法半夏 10 克、黄芪 15 克、熟党参 15 克、干石斛 10 克、白术 10 克。

随诊

患者服药有良效,后一直于门诊复诊,遣方随症加减,在此期间病情稳定。现患者精神可,胃脘偶有胀闷不适,纳眠可,大便约 1 次／天,舌淡红苔薄黄,脉弦滑。末次复诊时间为 2024 年 6 月 25 日,患者未诉明显不适。

按语

> 胃癌早期以邪实为主,如痰气交阻、瘀血内阻,当以消除邪实,在本案患者当中,董明国认为该患者虽是胃癌术后,但瘀毒未尽,手术复加化疗,气血大虚,脾胃虚弱,病久气阴亏虚,故选用麦门冬汤加减,以滋阴养胃为主,正如《医门法律》曰:"此胃中津液干枯,虚火上炎之证,治本之良法也。"

(温玉平)

胃癌（痰毒瘀结证）

病案介绍

初诊

患者男，46岁。

主诉：胃恶性肿瘤术后1年余。

就诊原因：患者2021年2月因胃脘不适行胃镜检查时发现胃恶性肿瘤。2021年3月已行胃部分切除术，术后病理提示：胃小弯低分化腺癌（$T_3N_1M_0$）。2021年7月31日复查胃镜提示残胃炎。术后1年余，已完成肿瘤2期化疗，具体化疗方案不详。于2022年11月24日来我处就诊。目前精神尚可，腹部时有胀痛，咽喉异物感，无反酸嗳气，无恶心呕吐，无呕血黑便，无胸闷胸痛，大便较稀，小便调，纳眠一般，体重无明显增加。

既往史：否认高血压、冠心病、糖尿病病史。无肝炎、结核病等传染病病史。否认药物、食物过敏史。

查体：血压125/88 mmHg，脉搏75次/分，全身皮肤黏膜无黄染及出血点，睑结膜无苍白，头颅五官无畸形，唇无发绀，颈软，甲状腺未触及，咽淡红，扁桃体不大，双肺呼吸音清，心界如常，心音正常，各瓣膜区未闻及杂音，腹软，肝脾肋下未及，全腹无压痛，肠鸣音正常，双下肢无水肿。舌淡苔白，脉滑。

辅助检查：2021年7月31日胃镜检查提示残胃炎。

中医四诊：精神尚可，神志清晰，腹部时有胀痛，咽喉异物感，无反酸、嗳气，无恶心、呕吐，无呕血、黑便，无胸闷、胸痛，大便较稀，小便调，纳眠一般，体重无明显增加。

病机分析：本案患者曾患癌病，癌病多因病邪久居在络，瘀血内阻，凝滞不去，化生癥瘕，耗伤正气，且患者已经术后切除肿瘤，胃气更伐，脾胃皆损，且瘀毒未尽，脾失健运，运化水湿水谷功能失健，痰湿瘀互结，故可出现腹胀痛、便溏等症状。舌淡苔白，脉滑为痰毒瘀结之象。

诊断辨证：

中医诊断：胃癌。证候诊断：痰毒瘀结证。

西医诊断：胃恶性肿瘤术后。

治则治法：化痰祛瘀，解毒消癥。

处方：柴陈平胃散加炒莱菔子 10 克、木蝴蝶 10 克、四制香附 10 克、郁金 10 克、五指毛桃 30 克、茵陈 10 克、木香 10 克、大豆黄卷 30 克、藤梨根 15 克、白花蛇舌草 15 克。

用法：7 剂，水煎服。

☯ 二诊

患者腹痛较前好转，咽喉异物感减轻，大便软。舌淡红苔黄厚腻，脉滑。

处方：附子薏苡败酱散加白术 10 克、茯苓 15 克、白芍 15 克、炒稻芽 15 克、预知子 10 克、肉苁蓉 10 克、盐菟丝子 10 克、黄芪 30 克、半枝莲 10 克、丹参 10 克、红花 10 克、甘草 10 克、乌梅 10 克。

☯ 三诊

患者腹痛好转，无咽喉异物感，大便较硬。舌淡红苔黄，稍腻，脉滑。

处方：上方减去肉苁蓉、丹参，加火麻仁 20 克、炒莱菔子 15 克。

☯ 四诊

患者诸症好转，偶有反酸，无明显不适。舌淡红苔黄，稍腻，脉滑。

处方：越鞠丸加枳实 10 克、干石斛 5 克、竹茹 15 克、北柴胡 10 克、炒莱菔子10克、预知子10克、玉竹10克、五指毛桃20克、甘草10克、灵芝20克、红花5克、海螵蛸20克。

随诊

服药有良效，后患者一直于门诊复诊。2023年4月3日复查胃蛋白酶原二项（血清）：胃蛋白酶原Ⅰ（PGI）22.40 ng/mL。癌胚抗原测定（CEA）、糖类抗原（CA19-9）测定均未见明显异常。行普通电子胃镜检查提示：胃大部分切除术后（毕Ⅰ氏），残胃炎。行腹部彩超（肝胆胰脾、门静脉系）检查提示：肝、胰、脾未见明显异常。患者末次复诊时间为2024年4月16日，在此期间病情稳定，纳眠可，偶有胃脘隐痛，未诉其他明显不适。

按语

董明国认为，胃癌多因饮食不节，或暴饮暴食，或饥饱无常，日久天长，胃气受伤，由轻到重，逐步演变而成。胃癌的病程转归多会导致脾之气阴两虚，再到脾肾阴阳俱虚证，终至五脏俱损，消耗殆尽。董明国认为辨证论治是中医理论的核心，肿瘤是人体全身疾病的局部表现，因此在治疗肿瘤疾病时，强调整体观，从整体出发，不拘泥于某个症状，重视病因学理论，必要时舍症从脉。

本案患者曾患癌病，癌病多因病邪久居在络，瘀血内阻，凝滞不去，化生癥瘕，耗伤正气，诚如叶天士所云"久病血伤入络"。该患者经术后切除肿瘤，胃气更伐，脾胃皆损，且瘀毒未尽，脾失健运，运化水湿水谷功能失健，出现胃脘部不适，综合舌脉情况，辨证为痰毒瘀结证，董明国以化痰祛瘀，解毒消癥为主要治法，且治疗过程中坚持"扶正"与"祛邪"相结合，使其能抑瘤抗癌，稳定瘤体，改善患者生活质量，

> 延长生存时间，实现"带瘤生存"的状态。故运用柴陈平胃散加减，方中陈皮、茯苓、半夏、甘草，即二陈方，功能燥湿化痰，行气消滞。苍术燥湿兼健脾，治疗湿阻中焦，莱菔子降气消食除胀，木香行气导滞，五指毛桃益气健脾。柴胡、香附、郁金等疏肝、理气活血祛瘀，茵陈、大豆黄卷清热利湿，木蝴蝶疏肝和胃，并加入藤梨根、白花蛇舌草等解毒抗癌之物，诸药合用，共奏消积化痰，解毒祛瘀之功。

（温玉平）

胃癌（脾虚不运证）

病案介绍

初诊

患者女，41岁。

主诉： 胃恶性肿瘤术后6月余。

就诊原因： 患者2022年9月因胃脘部不适行胃镜检查发现胃恶性肿瘤，并已行胃相关手术。术后病理提示：胃体中分化腺癌。术后已完成肿瘤8期化疗，具体化疗方案不详。于2023年4月21日来我处就诊。目前精神尚可，餐后上腹部偶有胀满，胃纳稍差，自觉乏力，无腹痛腹泻，无反酸嗳气，无恶心呕吐，无呕血黑便，无胸闷胸痛，二便调，眠一般，体重无明显增加。

既往史： 否认高血压、冠心病、糖尿病病史。无肝炎、结核病等传染病病史。否认药物、食物过敏史。

查体： 血压123/78 mmHg，脉搏72次/分，全身皮肤黏膜无黄染及出血点，睑结膜无苍白，头颅五官无畸形，唇无发绀，颈软，甲状腺未触及，咽淡红，扁桃体不大，双肺呼吸音清，心界如常，心音正常，各瓣膜区未闻及杂音，腹软，肝脾肋下未及，全腹无压痛，肠鸣音正常，双下肢无水肿。舌淡红，苔薄白，脉弦紧。

中医四诊： 精神尚可，神志清晰，形体中等，餐后上腹部偶有胀满，胃纳稍差，自觉乏力，无腹痛、腹泻，无反酸、嗳气，无恶心、呕吐，无呕血、黑便，无胸闷、胸痛，二便调，眠一般，体重无明显增加。

病机分析： 本案患者为胃癌术后，正气亏虚，脾虚不运，脾胃皆损，又因劳伤气耗，使中虚不运，水谷不得消磨，纳运失司，故见食少纳差；忧思则气结，肝气郁遏不得发舒，下乘中土，使脾胃纳运失司，中气壅滞，留而不去，故见胃胀；且久病耗气伤津，脾胃不和，饮食少入，故水谷津液不得充盈四肢，不能荣于肌肤，不能上承于口，不能下濡肠腑，遂见肢倦乏力。舌淡红，苔薄白，脉弦紧为脾虚不运之象。

诊断辨证：

中医诊断： 胃癌，脾虚不运证。

西医诊断： 胃恶性肿瘤术后（胃体中分化腺癌）。

治则治法： 理气健脾，疏肝和胃。

处方： 理气六君子汤加厚朴花10克、白芍15克、墨旱莲15克、干石斛5克、炒麦芽30克、炒稻芽30克、酒川芎10克、预知子10克。

用法： 7剂，水煎服。

☯ 二诊

服7剂，患者前来复诊，诸症较前好转，诉稍怕冷，大便偏稀。舌淡暗苔薄白,脉弦滑。2023年4月26日外院复查血常规:血红蛋白95 g/L;CT未见明显肿瘤残留及复发征象。

处方:附子薏苡败酱散加白术20克、茯苓15克、白芍15克、炒稻芽15克、预知子10克、肉苁蓉10克、盐菟丝子10克、黄芪15克、藤梨根30克、甘草10克、乌梅10克、天冬10克、炒麦芽30克、猪苓10克。

☯ 三诊

怕冷症状较前好转,餐后稍腹胀,大便偏稀,余无明显不适,舌淡红苔薄白,脉弦紧。

处方:香砂六君子汤加炒麦芽30克、炒稻芽30克、大豆黄卷10克、麸炒薏苡仁30克、泡苍术10克、石榴皮10克、鸡内金10克、仙鹤草30克。

☯ 四诊

患者诸症好转,大便软,无明显不适,舌淡暗苔薄白,脉弦滑。考虑脾阳恢复较慢,寒湿难化。

处方:附子薏苡败酱散加白术20克、茯苓10克、白芍15克、炒稻芽15克、预知子10克、盐菟丝子10克、黄芪30克、红参片10克、藤梨根30克、甘草10克、乌梅10克、天冬10克、半枝莲10克。

☯ 五诊

患者因饮食失宜,偶可出现胃脘部痞满不适,舌淡暗苔薄白,脉弦滑。守上方减藤梨根、半枝莲,加肉苁蓉10克、青皮10克、沉香10克 。

☯ 随诊

患者服药有良效,后一直于门诊复诊,遣方随症加减,在此期间病情稳定。现患者精神可,胃纳尚可,无腹胀,眠可,二便尚调,体重较前增加。舌淡红,苔薄白,稍腻,脉弦紧。患者病情恢复稳定,末次复诊时间为2024年4月12日,患者未诉明显不适。

按语

胃癌可归属于中医"癥积"范畴，多属本虚标实之证。中医认为"有胃气则生、无胃气则死"，根据"胃宜降则和"之理，治胃病，须佐以降气之品。本案患者为胃癌术后，正气亏虚，脾虚不运，脾胃皆损，又因劳伤气耗，使中虚不运，水谷不得消磨，纳运失司，故见食少纳差；忧思则气结，肝气郁遏不得发舒，下乘中土，使脾胃纳运失司，中气壅滞，留而不去，故见胃胀；且久病耗气伤津，脾胃不和，饮食少入，故水谷津液不得充盈四肢，不能荣于肌肤，不能上承于口，不能下濡肠腑，遂见身困肢倦，故辨证为脾虚不运证，以理气健脾，疏肝和胃为法。董明国其法，胃癌术后，降气不宜用枳实、厚朴较峻之药，免伤中气，而不拘其药，选用理气六君子汤加减，以达到兼有消食、行气、养阴、活血等多重功效。方中用厚朴花代厚朴较平和之品，配合六君子汤，则标本兼治。又加入白芍、川芎、预知子疏肝、炒麦芽、炒稻芽消食健胃以去食毒，并加入墨旱莲、干石斛清胃热而养胃阴、润脾阴，全方扶脾治本，疏肝理气，标本兼顾，疗效显著。同时在后续治疗中，将解毒抗癌贯彻到底，防止肿瘤的复发，如加入白花蛇舌草、藤梨根、半枝莲等解毒抗癌药物。

（温玉平）

胃癌（脾虚湿困证）

病案介绍

初诊

患者男，60岁。

主诉：胃恶性肿瘤术后1年余。

就诊原因：患者2022年8月因胃脘部不适行胃镜检查发现胃恶性肿瘤，并于2022年8月23日行胃体低分化腺癌手术，术式为胃全切＋食管空肠吻合口＋胃周区域淋巴结清扫术。术后病理提示：胃体低分化腺癌。现术后1年，目前精神一般，纳眠差，自觉乏力，无腹胀腹痛，无反酸嗳气，无恶心呕吐，无呕血黑便，无胸闷胸痛，大便1~2天／次，尚成形，体重稳定。于2023年10月26日就诊。

既往史：有下肢静脉肌间血栓形成、白内障、腰椎间盘突出病史。否认高血压、冠心病、糖尿病病史。无肝炎、结核病等传染病病史。否认药物、食物过敏史。

查体：血压133/85 mmHg，脉搏86次／分，全身皮肤黏膜无黄染及出血点，睑结膜无苍白，头颅五官无畸形，唇无发绀，颈软，甲状腺未触及，咽淡红，扁桃体不大，双肺呼吸音清，心界如常，心音正常，各瓣膜区未闻及杂音，腹软，肝脾肋下未及，全腹无压痛，肠鸣音正常，双下肢无水肿。舌暗红，舌中见苔腻，脉细。

辅助检查：2022年8月13日行普通电子胃镜提示，胃体局部粗糙，疑为炎症,其他待排查;胃窦黄斑并内镜下切除(钳除术);慢性浅表性胃炎伴糜烂胆汁反流。普通电子结肠镜提示:大肠多发息肉并黏膜切除术(EMR、钳除术、电凝术);结肠多发憩室;痔疮。2022年8月18日行内镜组织活检病理检查提示:①(胃体)恶性肿瘤,倾向为低分化腺癌,待免疫组化检测结果进一步明确肿瘤类型。②(胃窦黄斑)慢性萎缩性胃炎。a. 慢性炎症(+);b. 活动性炎(+);c. 萎缩(+++);d. 肠上皮化生(+++);e. 幽门螺杆菌感染(+)。*③(胃窦糜烂)胃黏膜轻度慢性活动性炎,伴肠上皮化生,未见黏膜肌,幽门螺杆菌感染(+)。2022年8月18日行内镜组织活检病理检查提示:(结肠)绒毛状-管状腺瘤;(直肠)管状腺瘤。

中医四诊: 神志清,精神一般,面色萎黄,纳眠差,自觉乏力,无腹胀腹痛,无反酸嗳气,无恶心呕吐,无呕血黑便,无胸闷胸痛,大便1~2天/次,尚成形,体重稳定。

病机分析: 董明国认为患者胃癌术后,既往手术伐伤正气,脾不运化,气血生化乏源,故纳呆,周身乏力,面色萎黄,加之久病入络化瘀、酿为癌毒,内扰心神,故眠差。舌暗红、舌中见苔腻,脉细,为脾虚湿困之象。

诊断辨证:

中医诊断: 胃癌,脾虚湿困证。

西医诊断: ①胃恶性肿瘤术后(胃体低分化腺癌);②慢性萎缩性胃炎。

治则治法: 理脾和肝,佐以祛瘀解毒为法。

处方: 自拟方和肝理脾消食方加减。

紫苏梗10克	法半夏10克	蒸陈皮10克	麸炒白术20克
麸炒枳壳10克	炒麦芽30克	炒稻芽20克	茯苓15克

---

*幽门螺杆菌感染的"(+)"表示检测阳性;每种组织学改变评估分为无、轻度、中度和重度4级,分别以(-)(+)(++)(+++)表示。

麦冬 10 克	玉竹 10 克	炒莱菔子 10 克	白芍 30 克
藤梨根 20 克	蜂房 10 克	布渣叶 20 克	

用法：7 剂，水煎服。

☯ 二诊

服 7 剂，患者前来复诊，精神尚可，乏力疲倦症状较前好转，胃纳改善，眠一般，体重无明显变化。舌红苔薄黄，脉细弦。

处方：新订六君子汤加减。

麸炒白术 10 克	蒸陈皮 10 克	熟党参 15 克	茯苓 15 克
炙甘草 5 克	枳实 10 克	姜厚朴 10 克	豆蔻 10 克
炒稻芽 30 克	炒麦芽 30 克	四制香附 10 克	炮姜 5 克

☯ 三诊

诸症较前好转，胃脘部偶有不适，大便偏稀，眠一般，舌红苔薄黄，左侧苔少，脉细弦。

处方：和肝理脾消食方加减。

紫苏梗 10 克	法半夏 10 克	蒸陈皮 10 克	麸炒白术 20 克
麸炒枳壳 10 克	炒麦芽 30 克	炒稻芽 20 克	茯苓 15 克
麦冬 10 克	玉竹 10 克	炒莱菔子 10 克	炒山楂 5 克
白芍 30 克	茵陈 20 克	大豆黄卷 20 克	豆蔻 10 克

☯ 四诊

患者疲乏减轻，大便改善，睡眠改善，精神可。舌淡红苔薄白，脉细。

处方：上方减去炒麦芽、炒稻芽、大豆黄卷、豆蔻，加鸡内金 10 克、红花 10 克、燀山桃仁 10 克。

☯ 随诊

服药有良效，后患者一直于门诊复诊，遣方随症加减，在此期间病情稳定。现患者精神可，胃纳尚可，无腹胀，眠可，大便尚可，体重较前增加。舌淡红苔白，稍腻，有齿痕，脉细。患者病情稳定，末次复诊时间为2024年6月27日。

按语

　　胃为水谷之海，此患者年高体虚，脾胃气血亏虚，脾虚则无力运化水液，以致痰凝湿聚。初诊之时，董明国认为患者胃癌术后，既往手术伐伤正气，加之久病入络化瘀、酿为癌毒，根据患者症状、体征，考虑为脾虚湿困。故初诊时即以理脾和肝，佐以祛瘀解毒为法。自拟方和肝理脾消食方加减，方中以紫苏梗疏肝、理气止痛，白芍柔肝，半夏燥湿化痰，白术健脾燥湿，兼茯苓渗湿健脾，陈皮理气燥湿化痰；麸炒枳壳理气宽中、行滞消胀；莱菔子消食除胀、降气化痰；炒麦芽、炒稻芽健脾和胃，以消食毒；年高之人，病程日久，恐有耗气伤阴之虑，故药用麦冬、玉竹补胃气阴之虚；另予藤梨根、蜂房、布渣叶清热解毒利湿，且藤梨根具有抑瘤消癥之功效。

　　二诊时考虑患者脾胃之气虚弱，还注重于益气健脾和胃，且在后续治疗用药始终不忘固护脾胃，与董明国强调的"留得一分胃气，则留得一份生机"不谋而合。"胃不和则卧不安""脾胃乃气机的枢纽"，在患者后续复诊中，董明国注重调理脾胃气机，使其胃降脾升，则诸症好转。此外，在患者病情稳定时，加用红花、桃仁等活血化瘀之品，以消余滞癌毒。治疗后期患者病情相对稳定，治疗上坚持辨病与辨证相结合，扶正祛邪。

（温玉平）

肠癌（寒湿困脾证）

病案介绍

初诊

患者男，68 岁。

主诉：发现中分化结肠癌肝转移，已化疗 2 次。

就诊原因：发现中分化结肠癌肝转移，已化疗 2 次。现症见腹胀，便溏，纳眠差。于 2022 年 8 月 17 日来我处就诊。

查体：腹软，无压痛、反跳痛，墨菲征阴性，肝肾区无叩痛，麦氏点无压痛，肠鸣音正常，约 4 次／分。心肺正常。

中医四诊：患者神清，精神可，腹胀，无恶心、呕吐，无腹痛、腹泻，无反酸、嗳气等，便溏，纳眠差。舌淡红，苔黄腻，脉弦紧。

病机分析：患者长期居住岭南地区，气候炎热，全年雨水丰富，空气湿度高，叶天士在湿热病因时也提到"粤地潮湿，长夏涉水，外受之湿下起"，六淫致病是以"湿邪"为先困。而湿为阴邪，阴盛则阳病，导致人体阳气损伤，加上岭南地区气候炎热，室内常年开空调，而空调冷气为寒邪，最易损伤人体阳气。寒湿内盛，脾阳受困，运化失职，气滞中焦，故轻则脘腹痞闷，重则腹胀腹痛；脾失健运，水谷不化，故纳呆；水湿下渗，则便溏；湿性重着，湿邪困脾，遏郁清阳，则头身困重；湿邪困脾，气血失畅，则面色晦黄。寒湿日久，阻滞气机，郁而化热，患者舌淡红，苔黄腻，脉弦紧，属"寒湿内盛"兼有化热之象。

脾胃思辨：审证求因精准诊疗

诊断辨证：

中医诊断：肠癌，寒湿困脾证。

西医诊断：结肠恶性肿瘤（术后肝转移）。

治则治法：通阳散结，清热解毒。

处方：薏苡附子败酱散加减。

熟附子 20 克	白术 20 克	茯苓 15 克	预知子 10 克
盐菟丝子 10 克	红参片 5 克	白芍 15 克	炙甘草 5 克
败酱草 15 克	薏苡仁 15 克	炒稻芽 15 克	丹参 10 克
甘草 10 克	乌梅 10 克	布渣叶 10 克	炒莱菔子 20 克
黄芪 30 克	藤梨根 30 克		

用法：分次温服，7 剂，水煎取药汁 400 mL。

☯ 二诊（2023 年 1 月 17 日）

患者已行直乙交界肠癌术后、肝 S4/8 消融术后、3 次化疗。自觉腹胀，纳眠差，遂来就诊。舌紫白，苔白厚，脉弦紧。此为寒湿困脾，肝郁化火之象。

处方：龙胆泻肝汤散加减。

炒莱菔子 10 克	白术 20 克	甘草 10 克	茵陈 10 克
龙胆 5 克	黄芩 10 克	牡丹皮 10 克	北柴胡 10 克
白茅根 10 克	佩兰 10 克	砂仁 10 克	牡蛎 30 克
红参片 5 克	白花蛇舌草 20 克	藤梨根 20 克	醋鳖甲 30 克

用法：分次温服，7 剂，水煎取药汁 400 mL。

☯ 三诊（2023 年 3 月 1 日）

腹胀减，舌紫白，苔白厚，脉弦紧。此为寒湿困脾证。

处方：薏苡附子败酱散加减。

熟附子 10 克	白术 20 克	茯苓 15 克	白芍 15 克

炙甘草 5 克	败酱草 15 克	薏苡仁 40 克	炒稻芽 15 克
预知子 10 克	盐菟丝子 10 克	黄芪 30 克	藤梨根 30 克
丹参 10 克	红花 5 克	甘草 10 克	乌梅 10 克

用法：分次温服，7 剂，水煎取药汁 400 mL。

四诊（2023 年 3 月 8 日）

患者自觉口苦，舌暗红，苔白厚，脉沉细。此为寒湿困脾证。

处方：薏苡附子败酱散加减。

厚朴花 10 克	麸炒白术 20 克	草果 10 克	茯苓 20 克
干姜 10 克	熟附子 5 克	盐车前子 10 克	甘草 10 克
大豆黄卷 20 克	红参片 5 克	炒稻芽 20 克	薏苡仁 50 克
败酱草 20 克	干石斛 10 克	肉苁蓉 10 克	醋鳖甲 30 克
半枝莲 10 克			

用法：分次温服，7 剂，水煎取药汁 400 mL。

2023 年至 2024 年患者接受外院行西医化疗方案治疗，同时一直于董明国门诊复诊。考虑患者服药后症状明显好转，在此期间遣方随症加减，患者病情稳定。2023 年 6 月 3 日外院上腹部增强提示肝 S4/8 消融术后，似较前有所增大，可疑仍有肿瘤活性。2023 年 8 月 10 日外院上腹部增强 MRI 提示：肝 S4/8 消融术后，考虑仍有肿瘤活性，边缘为著，较前增大；肝中静脉及门脉左内支见充盈缺损，考虑癌栓可能大。2023 年 10 月 11 日外院上腹部增强 MRI，提示：肝 S4/8 消融术后，考虑仍有肿瘤活性，边缘为著，较前增大。2023 年 10 月 21 日复查 MRI 检查提示：肝脏病灶较前缩小，部分仍见肿瘤活性。

五诊（2024 年 6 月 25 日）

患者仍在进行西医手术及化疗方案治疗，就诊期间已行直乙交界肠癌术、肝 S4/8 消融术、2 次介入治疗，多次化疗。现症见胃纳差，口苦，便溏，

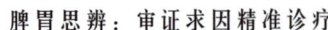

时有皮肤瘙痒，无恶心、呕吐，无腹胀、腹痛，无反酸、嗳气。舌胖大红，苔薄黄腻，有裂纹，有瘀斑，脉滑。

处方：大黄牡丹皮汤加减。

大黄 5 克	牡丹皮 10 克	燀桃仁 15 克	冬瓜子 20 克
姜僵蚕 10 克	炒莱菔子 10 克	藤梨根 30 克	法半夏 10 克
熟党参 15 克	西洋参片 10 克	仙鹤草 30 克	布渣叶 15 克
玄参 10 克	生地黄 10 克	麦冬 10 克	枳实 10 克
红花 10 克			

用法：分次温服，7 剂，水煎取药汁 400 mL。

📖 按语

> 癌病是发生于五脏六腑、四肢百骸的一类恶性疾病，由于脏腑组织发生异常增生，以肿块逐渐增大、表面高低不平、质地坚硬、时有疼痛，常伴发热、乏力、纳差、消瘦并进行性加重为主症的疾病。多由于正气内虚，感受邪毒，情志抑郁，饮食损伤，宿有旧疾等因素，使脏腑功能失调，气血津液运行失常，产生气滞、血瘀、痰凝、湿浊、热毒等病理变化，蕴结于脏腑组织，相互搏结，日久积渐而成。中医学里虽无"肠癌"的病名，但对于肠癌的治疗有着悠久的历史和丰富的临床经验。《黄帝内经》认为"瘤"与"营气不通""寒气客于肠外与卫气相搏""邪气居其间""正气""邪气胜之"有关，记载了昔瘤、筋瘤、肠覃、石瘕、积聚、噎膈等。《素问·玉机真藏论》说："大骨枯槁，大肉陷下，胸中气满，喘息不便，内痛引肩项，身热，脱肉破䐃，真藏见，十月之内死。"与癌病后期表现相似。唐·房玄龄《晋书·景帝纪》

载:"初,帝目有瘤疾,使医割之。"为中医手术治疗癌病的最早记载。元·李东垣强调"人以胃气为本",对于指导肿瘤治疗具有重要意义。

大肠癌的病机多从虚、实而论。虚,即正虚,表现为脾虚、肾虚、肠亏。实,为邪实,痰、湿、瘀等有形实邪壅结于肠道。《医门棒喝》说:"观舌质可验其正之阴阳虚实,审苔垢即知邪之寒热浅深。"临床诊治董明国习惯于先望舌,根据患者的舌象,判断外邪是"风寒暑热燥热虚"中的哪一个,再根据患者的脉象,判断内外邪是否在正常范围内,从而得出患者的证型,审证求因,反推患者的病因和病势病位。本案患者初诊时舌淡红,苔黄腻,脉弦紧,脾胃受损,运化失司,湿浊内蕴,阳气被遏,湿浊停聚舌面,形成腻苔;且津液失于输布,导致湿浊内生,久而湿热内生,蕴结于肠道,且湿性具有黏滞的特点,故呈现为黄腻苔,属"寒湿内盛"兼有化热之象。

大肠癌病位在肠,凡30岁以上的患者有下列症状时需高度重视,考虑有大肠癌的可能:①近期出现持续性腹部不适,隐痛,胀气,经一般治疗症状不缓解;②无明显诱因的大便习惯改变,如腹泻或便秘等;③粪便带脓血、黏液或血便,而无痢疾、肠道慢性炎症等病史;④结肠部位出现肿块;⑤原因不明的贫血或体重减轻。

本案患者由外院影像学检查诊断为结肠恶性肿瘤并接受西医化疗后身体虚弱,为寻求中医调理遂前来就诊。董明国诊治癌毒较重的大肠癌患者时常选用薏苡附子败酱散加减,薏苡附子败酱散最早出自《金匮要略·疮痈肠痈浸淫病脉证并治第十八》第3条:"肠痈之为病,其身甲错,腹皮急,按之濡,如肿状,腹无积聚,身无热,脉数,此为肠内有痈脓,薏苡附子败酱散主之。"薏苡仁具有健脾渗湿、除痹之功,方中重用薏苡仁以利湿退肿;败酱具有清热解毒、消肿排脓之功,与薏苡仁配伍增强破瘀散结、活血祛瘀之功;附子具有回阳救逆的功效,本方佐以附子助阳行郁。三药合用,具有祛湿解毒消痈、补虚助阳驱邪之功。运用此方时董明国常合用四君子汤,改人参为红参,再加入黄芪,以大补元气,扶正抗癌;常用稻芽、麦芽、大豆黄卷、布渣叶等以健胃消食,改善胃肠功能,以清理肠道食毒,同时经验性加入藤梨根、仙鹤草、预知子等解毒药,其中现代药理研究表明藤梨根具有诱导癌细胞凋亡、抑制癌细胞增殖、抑制癌细胞转移、阻滞细胞周期、诱发自噬、逆转耐药和抑制血管生成等作用,在抗结直肠肿瘤方面更有优势。在治疗后期,常加入麦冬、乌梅、石斛、地黄、鳖甲等以滋肾养阴,故运用薏苡附子败酱散加味治疗大肠癌,具有脾肾双补、寒热并用、祛邪抗癌、虚实同调的功效。

(翁佩珊)

❖ 肠癌(脾胃气虚证)

病案介绍

初诊

患者女,42岁。

主诉:结肠癌化疗后调理。

就诊原因:患者体检时发现结肠癌,现结肠癌化疗6次后,现排大便不畅,少气,时有嗳气,纳少,眠一般。于2024年1月4日来我处就诊。

既往史：有"乙肝大三阳"病史。

查体：腹软,无压痛反跳痛,墨菲征阴性,肝肾区无叩痛,麦氏点无压痛,肠鸣音正常,约4次/分。心肺正常。

辅助检查：外院肠镜活检示中分化腺癌。

中医四诊：患者神清,精神可,大便不畅,少气,时有嗳气,纳少,眠一般。舌淡苔薄白,脉弦细。

病机分析：患者长期居住在气候炎热地区,全年雨水丰富,空气湿度高,六淫致病是以"湿邪"为先困。脾喜燥恶湿,长期处于湿气较重的环境中,脾气易受损。另外,孕、产过程可耗伤气血,而日常又补益不足,使得气虚质在女性患者中更为常见,邪气内袭,正气抵抗无力,邪毒留滞肠道,久蕴不散,而致肠癌。胃气虚弱,受纳、腐熟功能减退,脾主运化水谷,脾气虚弱,运化无力,水谷不化,故不欲食或纳少;气虚推动乏力,则神疲乏力,少气懒言;胃气虚弱,失于和降,逆而向上,故嗳气;胃虚日久,气血乏源,血虚不能上荣于面,则面色萎黄;脾失健运,气血生化不足,肢体、肌肉、颜面、舌失于充养,故肢体倦怠,面色萎黄,舌淡;患者平素多思,思则气结,故见脉弦。舌淡苔薄白,脉弦细,属脾胃气虚之象。

诊断辨证：

中医诊断：肠癌,脾胃气虚证。

西医诊断：(结肠癌)肿瘤化疗个人史。

治则治法：疏肝理气,健脾消食。

处方：和肝理脾消食。

| 甘草 10 克 | 炒莱菔子 10 克 | 四制香附 15 克 | 麸炒枳实 10 克 |
| 紫苏梗 10 克 | 麸炒白术 10 克 | 稻芽 30 克 | 青皮 10 克 |

太子参 15 克　　鸡内金 10 克　　五指毛桃 30 克　　火麻仁 20 克
仙鹤草 10 克　　郁金 10 克

用法：分次温服，7 剂，水煎取药汁 400 mL。

☯ 二诊（2024 年 1 月 24 日）

现排便不畅，纳眠可。舌淡苔薄白，脉弦细。

处方：滋阴消食方。

法半夏 10 克　　白术 10 克　　炒麦芽 30 克　　炒稻芽 20 克
茯苓 15 克　　麦冬 15 克　　玉竹 10 克　　炒莱菔子 10 克
白芍 30 克　　酒黄精 15 克　　大豆黄卷 30 克　　布渣叶 15 克
乌梅 10 克　　灵芝 10 克　　酒女贞子 10 克　　火麻仁 30 克

用法：分次温服，7 剂，水煎取药汁 400 mL。

☯ 三诊（2024 年 3 月 7 日）

纳眠可，大便仍不畅，小便调，月经前胸胀。舌淡红苔薄白，脉弦细。

处方：和肝理脾消食方加减。

甘草 10 克　　炒莱菔子 10 克　　四制香附 10 克　　紫苏梗 10 克
白术 10 克　　青皮 10 克　　北柴胡 10 克　　麦冬 10 克
大枣 10 克　　野菊花 10 克　　山萸肉 10 克
酒女贞子 20 克　　白茅根 10 克

用法：分次温服，7 剂，水煎取药汁 400 mL。

☯ 四诊（2024 年 3 月 18 日）

病情稳定，纳眠可。舌淡红苔薄白，脉弦细。守方加减。

处方：和肝理脾消食方加减。

甘草 5 克　　炒莱菔子 10 克　　四制香附 10 克　　白术 10 克
青皮 10 克　　太子参 10 克　　布渣叶 10 克　　木香 10 克
干石斛 10 克　　白芍 30 克　　枳壳 10 克　　淡豆豉 10 克

预知子 10 克　　南沙参 10 克　　淡竹叶 10 克
大豆黄卷 30 克

用法：分次温服，7 剂，水煎取药汁 400 mL。

☯ 五诊（2024 年 3 月 28 日）

患者仍大便秘结。舌淡红苔薄白，脉弦细。

处方：增液承气汤加减。

玄参 10 克	生地黄 10 克	麦冬 15 克	大黄 10 克
枳实 10 克	姜厚朴 10 克	火麻仁 30 克	肉苁蓉 15 克
莱菔子 10 克	白术 10 克	甘草 10 克	茵陈 10 克
夏枯草 10 克	北柴胡 10 克		

用法：分次温服，7 剂，水煎取药汁 400 mL。

☯ 六诊（2024 年 4 月 23 日）

服上方后大便通畅，停服药后仍觉大便不畅。舌淡红苔薄白，脉弦细。

处方：柴平散。

泡苍术 10 克	甘草 10 克	蒸陈皮 10 克	醋北柴胡 10 克
姜半夏 10 克	茯苓 10 克	炒莱菔子 10 克	四制香附 10 克
郁金 10 克	五指毛桃 30 克	茵陈 10 克	木香 10 克
大豆黄卷 30 克	藤梨根 10 克	火麻仁 20 克	

用法：分次温服，7 剂，水煎取药汁 400 mL。

☯ 七诊（2024 年 5 月 3 日）

患者少许乏力，余无明显不适，纳眠可，二便调。舌淡红苔薄白，脉弦细。

处方：消食平胃散。

甘草 10 克	蒸陈皮 10 克	炒麦芽 30 克	炒稻芽 30 克
熟党参 15 克	麸炒白术 20 克	茯苓 15 克	木香 10 克
大豆黄卷 10 克	麸炒薏苡仁 30 克	泡苍术 10 克	砂仁 10 克

藤梨根 15 克　　　仙鹤草 30 克　　　郁李仁 20 克

用法：分次温服，7 剂，水煎取药汁 400 mL。

☯ 八诊（2024 年 5 月 16 日）

仍有少许乏力，纳眠可，二便调。舌淡红苔薄黄腻，脉弦细。

处方：消食理脾方。

甘草 10 克　　　炒莱菔子 10 克　　　四制香附 10 克　　　麸炒枳实 10 克
白术 10 克　　　仙鹤草 20 克　　　布渣叶 10 克　　　炒稻芽 30 克
炒麦芽 30 克　　　木香 10 克　　　干石斛 10 克　　　姜半夏 10 克
大豆黄卷 20 克　　　五指毛桃 30 克　　　肉苁蓉 10 克

用法：分次温服，7 剂，水煎取药汁 400 mL。

☯ 九诊（2024 年 6 月 10 日）

患者近 1 个月饮食调养不慎，自觉乏力，体倦，纳眠一般。舌淡红苔薄黄腻，脉弦细。

处方：薏苡附子败酱散加减。

熟附子 10 克　　　白术 10 克　　　茯苓 15 克　　　白芍 15 克
炙甘草 5 克　　　败酱草 10 克　　　薏苡仁 30 克　　　炒稻芽 15 克
黄芪 30 克　　　红花 10 克　　　甘草 10 克　　　乌梅 10 克
郁金 10 克　　　大豆黄卷 30 克

用法：分次温服，7 剂，水煎取药汁 400 mL。

📖 按语

> 癌病是发生于五脏六腑、四肢百骸的一类恶性疾病。多由于正气内虚，感受邪毒，情志抑郁，饮食损伤，宿有旧疾等因素，使脏腑功能失调，

气血津液运行失常,产生气滞、血瘀、痰凝、湿浊、热毒等病理变化,蕴结于脏腑组织,相互搏结,日久积聚而成的一类恶性疾病。大肠癌病位在肠,本案患者为女性,由外院体检时发现结肠肿物,病理诊断为中分化腺癌,接受西医化疗后出现排便不畅,伴有乏力,纳少,平素多思,孕、产过程耗伤气血,日常补益不足,故诊为脾胃气虚。现为寻求中医调理遂前来就诊。

  本案患者平素多思,无明显不适,由体检时发现大肠癌并行化疗,化疗后出现大便不畅,属中医的便秘,《中藏经》有云:"大肠者,肺之腑也,为传导之司",大肠传导失司是引起便秘的重要病机。《证治汇补》有云:"阳结者清之,阴结者温之,气滞者疏导之,津少者滋润之",故董明国以疏肝解郁,行气健脾为主要治法,加太子参、五指毛桃、仙鹤草以补气健脾,其中仙鹤草补虚之余还兼有解毒之效,是董明国常用的扶正解毒中药之一,加火麻仁润肠通便,以缓解患者最苦恼的症状。前期中药以调理为主,为进攻打基础;后期患者正气恢复,可用攻法,董明国用增液承气汤加减,攻补兼施,其中麦冬滋液润肺,元参清热生津,生地滋阴补肾,三者相辅相成,解热润燥,提高机体的抵抗力,大黄、肉苁蓉、火麻仁以润肠通便,有效改善患者化疗后便秘情况。此后患者1个月未复诊,再次就诊时因之前调养不慎病情加重,董明国予薏苡附子败酱散加减,以脾肾双补、寒热并用、祛邪抗癌、虚实同调,以期阻止病情恶化,截断病势。

(翁佩珊)

肠癌（痰瘀闭阻证）

病案介绍

初诊

患者女，63岁。

主诉：确诊直肠腺癌6个月。

就诊原因：患者于6个月前于外院确诊直肠腺癌，曾行手术及放化疗。患者目前精神好，体力正常，大便溏滞不畅，食欲一般，睡眠一般，体重无明显变化，小便调。于2023年10月10日来我处就诊。

既往史：无高血压、糖尿病、冠心病等病史。否认药物、食物过敏史，无吸烟史。

查体：腹软，无压痛、反跳痛，墨菲征阴性，肝肾区无叩痛，麦氏点无压痛，肠鸣音正常，约4次／分。心肺正常。

中医四诊：患者神清，精神可，纳眠一般，大便溏滞不畅，小便正常。舌淡红苔少，脉弦紧。

病机分析：岭南地区多湿，湿邪伤人常留滞于脏腑经络，阻遏气机，使脏腑气机升降失常，经络阻滞不畅。脾喜燥恶湿，长期处于湿气较重的环境中，脾气易受损。痰饮的形成，多与肺、脾、肾、肝及三焦的功能失常密切相关。脾主运化水液，为制水之脏，脾失健运，水湿内生，可以凝聚生痰。痰饮为实邪，可随气流行全身，或停滞于经脉，或留滞于脏腑，痰饮停滞，阻滞气机，妨碍血行，则导致痰瘀互结。脾失健运，水湿内生，故见大便溏滞；瘀久化热伤津，故见苔少；舌淡红苔少，脉弦紧属"痰瘀闭阻"之象。

诊断辨证：

中医诊断： 肠癌，痰瘀闭阻证。

西医诊断： 直肠恶性肿瘤（术后）。

治则治法： 扶正，健脾，解毒。

处方： 理脾化湿方加减。

甘草 10 克	白术 15 克	炒稻芽 30 克	炒莱菔子 10 克
四制香附 15 克	半枝莲 10 克	茵陈 10 克	白芍 30 克
玉竹 10 克	酒女贞子 10 克	百合 10 克	糯稻根 30 克
砂仁 10 克	乌梅 10 克	火麻仁 20 克	酒黄精 10 克

用法： 分次温服，7 剂，水煎取药汁 400 mL。

☯ 二诊（2023 年 10 月 27 日）

患者无特殊不适，舌淡红苔少，脉弦紧。

处方： 薏苡附子败酱散加减。

熟附子 10 克	白术 10 克	茯苓 15 克	白芍 15 克
炙甘草 5 克	败酱草 30 克	薏苡仁 15 克	炒稻芽 15 克
预知子 10 克	肉苁蓉 10 克	盐菟丝子 10 克	半枝莲 10 克
甘草 10 克	乌梅 10 克	知母 10 克	

用法： 分次温服，7 剂，水煎取药汁 400 mL。

☯ 三诊（2023 年 12 月 11 日）

患者二便正常，纳眠可，舌淡红苔根腻，脉弦紧。

处方： 大黄牡丹汤加减。

大黄 5 克	牡丹皮 10 克	燀桃仁 15 克	冬瓜子 30 克
姜僵蚕 10 克	姜黄 5 克	炒莱菔子 10 克	野菊花 10 克
藤梨根 30 克	石见穿 20 克	白花蛇舌草 30 克	

法半夏 10 克　　太子参 10 克　　熟党参 15 克

用法： 分次温服，7 剂，水煎取药汁 400 mL。

患者 2023 年末随诊至今，中药以扶正、健脾、解毒为主，遣方随诊加减，在此期间病情稳定，自觉症状缓解。

按语

> 大肠癌病位在肠，本案患者由外院经现代医学影像学等检查诊断为直肠腺癌，并接受西医手术及化疗治疗，症见大便溏滞不畅，无其他特殊不适，现为寻求中医调理以减少化疗后遗症，遂前来就诊，根据舌脉辨证为痰瘀闭阻证。
>
> 董明国十分重视病因辨证，提出："只有针对病因病机进行治疗才是中医治病本质，才能突破辨证论治的局限。"本案患者平素体质良好，禀赋尚足，能够耐受西医手术及化疗，没有明显不适，故辨证时主要根据患者舌脉变化及刻下气候变化情况。弦脉多见于肝胆、疼痛、痰饮等，或胃气衰败；患者久居岭南，气候多湿，湿易伤脾，脾失健运，水湿内生，凝聚生痰，气机阻滞，阴阳不和，亦可致脉弦；腻苔多由湿浊内蕴，阳气被遏，湿浊痰饮停聚舌面所致。因此，董明国在为患者治疗时多用健脾化湿之药，如白术、茵陈、砂仁、茯苓、半夏等，同时加上稻芽、麦芽、莱菔子等消食之品，以消食祛湿；又痰瘀闭阻，瘀而化热伤津，故见苔少，健脾化湿之余，加以固护胃阴之品如玉竹、乌梅、太子参等，体现了董明国脾胃分治的观点，既重视脾气，亦重视胃阴。此外，针对患者的癌病，在调理脾胃时，董明国常加上藤梨根、白花蛇舌草、石见穿、半枝莲、败酱草等抗癌解毒之品，这也体现了他病因辨证的观点。

（翁佩珊）

肠癌（肝郁气滞证）

病案介绍

初诊

患者男，68岁。

主诉：肠癌术后7个月。

就诊原因：肠癌术后7个月，腹泻，3次／天。患者目前精神好，体力正常，食欲一般，睡眠一般，体重无明显变化，大便不成形，小便调。于2021年2月19日来我处就诊。

既往史：肠癌手术病史（中低分化腺癌）；溃疡性结肠炎。否认高血压、糖尿病、冠心病等病史。否认药物、食物过敏史，无吸烟史。

查体：腹软，无压痛反跳痛，墨菲征阴性，肝肾区无叩痛，麦氏点无压痛，肠鸣音正常，约4次／分。心肺正常。

中医四诊：患者神清，精神可，腹泻，大便不成形，3次／天，纳眠一般，舌红苔黄厚腻，脉弦紧。

病机分析：患者长期居住岭南地区，气候炎热，全年雨水丰富，空气湿度高，叶天士在湿热病因时也提到"粤地潮湿，长夏涉水，外受之湿下起"，六淫致病是以"湿邪"为先困。湿邪外袭每易伤脾，脾失健运又滋生内湿。湿热蕴结脾胃，气机阻滞，升降失常，则脘腹胀闷，纳呆；湿热下注大肠，肠道气机不畅，则便溏不爽；舌质红，苔黄腻，均为脾胃湿热之征。

诊断辨证：

中医诊断： 肠癌，肝郁气滞证。

西医诊断： ①结肠恶性肿瘤（术后）；②溃疡性结肠炎（轻度）。

治则治法： 清热利湿，芳香醒脾。

处方： 黄芩滑石汤加减。

滑石 10 克	茵陈 15 克	黄芩 10 克	石菖蒲 10 克
浙贝母 15 克	川木通 10 克	广藿香 20 克	射干 10 克
连翘 15 克	薄荷 10 克	豆蔻 10 克	黄芪 30 克
党参 15 克	木瓜 20 克		

用法： 7 剂，水煎取药汁 400 mL 分次温服。

☯ 二诊（2021 年 2 月 26 日）

患者服药后仍腹泻，大便不成形，舌红苔黄厚腻，脉紧。

处方： 柴平散加减。

泡苍术 10 克	甘草 10 克	蒸陈皮 10 克	北柴胡 10 克
熟党参 15 克	姜半夏 10 克	黄芩 10 克	石菖蒲 10 克
白芍 10 克	郁金 10 克	厚朴花 10 克	桂枝 5 克
大枣 10 克	救必应 10 克	竹茹 10 克	青皮 10 克
炒莱菔子 10 克			

用法： 7 剂，水煎取药汁 400 mL 分次温服。

☯ 三诊（2021 年 3 月 15 日）

大便正常，纳眠一般。舌红苔黄厚腻，脉紧。

处方： 和肝理脾消食方加减。

| 甘草 15 克 | 白术 15 克 | 薄荷 10 克 | 炒稻芽 30 克 |

炒莱菔子 10 克	乌药 10 克	四制香附 15 克	枳实 10 克
麸炒枳实 10 克	紫苏梗 10 克	灵芝 10 克	煨葛根 30 克
麦芽 30 克	玉竹 10 克	预知子 10 克	金边土鳖 5 克

用法：7 剂，水煎取药汁 400 mL 分次温服。

☯ 四诊（2021 年 3 月 22 日）

仍时有腹泻，纳眠一般。舌红苔黄厚腻，脉紧。

处方：龙胆泻肝汤加减。

栀子 10 克	黄芩 10 克	北柴胡 10 克	盐车前子 10 克
当归 15 克	生地黄 15 克	甘草 10 克	龙胆 10 克
白术 10 克	田基黄 20 克	丹参 10 克	红花 10 克
牛膝 15 克	救必应 20 克	藤梨根 30 克	煨葛根 30 克
灵芝 30 克	青皮 10 克		

☯ 随诊

患者 2021 年至 2024 年一直于门诊复诊，在此期间病情稳定，症状好转，最近一次就诊为 2024 年 5 月 21 日，现无腹痛腹泻，纳眠可，二便正常。舌红，有齿痕，苔白腻，脉滑紧。

处方：三甲复脉汤。

醋鳖甲 15 克	醋龟甲 15 克	牡蛎 15 克	生地黄 15 克
白芍 5 克	麦冬 15 克	玉竹 5 克	芦根 5 克
盐牛膝 15 克	肉桂 5 克	炒稻芽 20 克	大豆黄卷 30 克
郁金 10 克	乌梅 10 克		

用法：分次温服，7 剂，水煎取药汁 400 mL。

按语

> 大肠癌病位在肠，本案患者由外院病理诊断为中低分化腺癌，并接受西医手术治疗，现症见腹泻，大便不成形，现为寻求中医调理遂前来就诊，根据舌脉辨证为脾胃湿热证。
>
> 本案患者虽辨证为"脾胃湿热证"，但患者腹泻、脉弦紧，肝郁之象贯穿疾病全程，故董明国在清脾胃湿热的同时加予疏肝之品，如柴胡、郁金、香附等。后期患者湿热之象已除，但热久伤阴，真阴消亡，虚阳浮亢，故予"加减复脉汤"化裁以补肾益阴。复脉汤，乃调和阴阳，补气养血之祖方。吴鞠通根据叶天士"温邪不燥胃津，必耗肾液"之旨，用本方去参、桂、姜、枣，加白芍收敛三阴之阴，名"加减复脉汤"。清代医学家吴鞠通在《温病条辨》的自注云："在仲景当日治伤于寒者之结代，自有取于参桂姜枣以复脉中之阳，今治伤于阴者之阳亢阴竭，不得再补其阳也。"

（翁佩珊）

肠癌（脾肾亏虚证）

病案介绍

初诊

患者男，47岁。

主诉：结肠癌手术后4年。

就诊原因：2019 年 12 月确诊结肠癌，予以手术治疗，口服半年化疗药。2022 年底复查自诉未见肿瘤复发及转移征象。诉胃脘部阵发性隐痛，腹泻，大便不成形，3 次／天，无口淡，胃纳尚可，睡眠易醒，性功能差。于 2024 年 2 月 21 日来我处就诊。

既往史：否认高血压、糖尿病、冠心病等病史。否认药物、食物过敏史，无吸烟史。

查体：腹软，无压痛反跳痛，墨菲征阴性，肝肾区无叩痛，麦氏点无压痛，肠鸣音正常，约 4 次／分。心肺正常。

中医四诊：患者神清，精神可，胃脘部阵发性隐痛，腹泻，大便不成形，3 次／天，无口淡，胃纳尚可，睡眠易醒，性功能差，舌淡苔薄白，脉沉细。

病机分析：脾与肾之间存在先天促后天，后天养先天的关系。肾藏精，元气根于肾，是生命活动的原动力。元气盛则脾气健旺，运化水谷精微。脾化生后天之精，不断输送至肾，充养先天之精使之生化不息。若脾虚后天之精乏源，不能充养先天，可见生长发育迟缓或早衰，或生殖功能异常等肾精亏虚病证；肾精不足，元气虚衰，脾气运化失常，后天之本不固。本案患者肠癌多年，平素易腹泻，责之于脾，脾阳虚弱，可损及肾，舌淡苔薄白，脉沉细，根据其症状结合舌脉象，可知此患者为脾肾两虚之证，治则健脾补肾，通阳解毒。

诊断辨证：

中医诊断：肠癌，脾肾亏虚证。

西医诊断：结肠恶性肿瘤（综合治疗后对症治疗）。

治则治法：通阳散结，清热解毒。

处方：薏苡附子败酱散。

熟附子 20 克	白术 20 克	茯苓 15 克	白芍 15 克
炙甘草 5 克	败酱草 20 克	薏苡仁 15 克	炒稻芽 15 克

肉苁蓉 10 克	盐菟丝子 10 克	黄芪 30 克	红参片 5 克
藤梨根 30 克	半枝莲 10 克	甘草 10 克	乌梅 10 克
牡蛎 30 克			

用法：分次温服，7 剂，水煎取药汁 400 mL。

☯ 二诊（2024 年 3 月 5 日）

患者诉服药后胃脘部隐痛好转，大便仍不成形，仍觉易疲劳，性功能下降，舌淡苔白，脉沉细。效不更方，守方加减。

处方：薏苡附子败酱散。

熟附子 10 克	白术 10 克	茯苓 15 克	白芍 15 克
炙甘草 5 克	薏苡仁 30 克	炒稻芽 15 克	预知子 10 克
肉苁蓉 10 克	盐菟丝子 10 克	黄芪 30 克	藤梨根 30 克
丹参 10 克	红花 10 克	甘草 10 克	

用法：分次温服，7 剂，水煎取药汁 400 mL。

☯ 三诊（2024 年 3 月 12 日）

患者诉上症均已改善，舌淡苔白腻有齿痕，脉沉细。

处方：枳实消痞丸加减。

枳实 10 克	炒莱菔子 10 克	炒稻芽 30 克	厚朴花 10 克
麦冬 10 克	白术 10 克	炙甘草 10 克	茯苓 10 克
炒麦芽 30 克	鸡内金 10 克	茵陈 10 克	牛羊草结 20 克
南沙参 10 克	淡竹叶 10 克		

用法：分次温服，7 剂，水煎取药汁 400 mL。

患者症状较前明显改善，复诊至今，遣方随症加减，病情稳定。

按语

《素问·脏气法时论》谓："脾病者……虚则腹满肠鸣，飧泄食不化。"明·李中梓在《医宗必读·泄泻》中提出治泻九法，即淡渗、升提、清凉、疏利、甘缓、酸收、燥脾、温肾、固涩。本案患者辨病为癌病，证属脾肾亏虚证，董明国以通阳散结，清热解毒为法，方选薏苡附子败酱散加减。方中附子、菟丝子、肉苁蓉温肾助阳，红参、黄芪大补元气，乌梅、牡蛎涩肠止泻，败酱草、薏苡仁清热排脓消肿，白术、茯苓健脾渗湿，稻芽消食健胃，芍药缓急止痛，再加入藤梨根、半枝莲等肠癌经验性用药。患者正值壮年，脾肾亏虚程度较轻，病久化瘀，效不更方，故二诊守方加减，去掉乌梅、牡蛎涩肠之力，减附子量同时再加丹参、红花以活血化瘀。三诊患者正气恢复，未诉明显不适，故予枳实消痞丸加减消补兼施，以行气消痞，健脾和胃。对于此类患者，董明国认为解除症状，改善体质，减少癌病转移乃关键。

（翁佩珊）

肠癌（上热下寒证）

病案介绍

初诊

患者女，47岁。

主诉： 右半结肠癌术后1年。

就诊原因：右半结肠癌术后1年，病理 $pT_3N_0M_0$，病理分型中分化腺癌。患者目前精神好，体力正常，食欲一般，睡眠欠佳，体重无明显变化，二便正常。于2024年3月8日来我处就诊。

既往史：否认高血压、糖尿病、冠心病等病史。否认药物、食物过敏史，无吸烟史。

查体：腹软，无压痛、反跳痛，墨菲征阴性，肝肾区无叩痛，麦氏点无压痛，肠鸣音正常，约4次／分。心肺正常。

中医四诊：患者神清，精神可，睡眠欠佳，纳一般，二便正常，无恶心呕吐，无腹胀腹痛，无胸闷心痛等不适。舌暗淡苔薄白，脉沉弦。

病机分析：患者平素情志不遂，导致肝脾气机郁滞，升降失常，郁而化火，上扰于心，心火内炽，不能下交于肾，故症见失眠，心火不能下温肾水，肾水独寒，则见脉沉细无力；舌暗淡苔薄白，脉沉弦属"上热下寒"之象。

诊断辨证：

中医诊断：肠癌，上热下寒证。

西医诊断：个人史，其他医疗的（右半结肠癌）。

治则治法：清热解毒，温肾助阳。

处方：清肠方加减。

熟附子10克	白术10克	黄连3克	牡蛎20克
砂仁10克	麦冬15克	醋龟甲20克	甘草5克
续断15克	甘松10克	大豆黄卷30克	淡豆豉10克
败酱草15克	木香10克	火麻仁30克	灵芝10克

用法：分次温服，7剂，水煎取药汁400 mL。

☯ 二诊（2024年3月14日）

患者诉服上方后出现大便溏，间有腹痛，无恶心、呕吐，无嗳气、反酸，无胸闷、心痛、心悸、气促等不适。舌暗淡苔薄白，脉沉弦。

处方：和肝理脾消食方加减。

甘草 10 克	炒莱菔子 10 克	四制香附 10 克	紫苏梗 10 克
白术 10 克	稻芽 30 克	青皮 10 克	桂枝 10 克
北柴胡 10 克	麦冬 10 克	布渣叶 10 克	大枣 10 克
郁李仁 20 克	茵陈 10 克	五指毛桃 30 克	

用法：分次温服，7 剂，水煎取药汁 400 mL。

三诊（2024 年 3 月 28 日）

患者无诉明显不适，舌暗淡苔薄白，脉沉弦。

处方：薏苡附子败酱散。

熟附子 10 克	白术 10 克	茯苓 15 克	白芍 15 克
炙甘草 5 克	败酱草 10 克	薏苡仁 20 克	炒稻芽 15 克
预知子 10 克	盐菟丝子 10 克	黄芪 15 克	红参片 10 克
半枝莲 10 克	红花 10 克	甘草 10 克	豆蔻 10 克

用法：分次温服，7 剂，水煎取药汁 400 mL。

四诊（2024 年 4 月 23 日）

舌暗红苔薄白，脉沉弦。

处方：滋阴消食方。

甘草 10 克	炒莱菔子 10 克	四制香附 15 克	麸炒枳实 10 克
紫苏梗 10 克	麸炒白术 10 克	稻芽 30 克	太子参 10 克
布渣叶 10 克	炒麦芽 30 克	木香 10 克	干石斛 10 克
白芍 30 克	酒黄精 10 克	醋五味子 10 克	

用法：分次温服，7 剂，水煎取药汁 400 mL。

五诊（2024 年 5 月 16 日）

患者牙痛，头痛，大便正常，矢气频，胃纳可。舌暗红苔薄白，脉沉弦。

处方：和肝理脾消食方。

甘草 10 克	炒莱菔子 10 克	四制香附 10 克	紫苏梗 10 克
白术 10 克	稻芽 30 克	青皮 10 克	太子参 10 克
布渣叶 10 克	木香 10 克	干石斛 10 克	白芍 30 克
预知子 10 克	南沙参 10 克	灵芝 10 克	郁李仁 10 克

用法：分次温服，7 剂，水煎取药汁 400 mL。

六诊（2024 年 5 月 30 日）

牙痛，头痛，大便正常，矢气频，胃纳可。舌暗红苔薄白，脉沉弦。

处方：柴胡疏肝散加减。

北柴胡 10 克	麸炒枳实 10 克	炒川楝子 10 克	紫苏梗 10 克
木香 10 克	蒲公英 15 克	白芍 30 克	大枣 10 克
甘草 5 克	炒稻芽 30 克	煨葛根 20 克	燀山桃仁 10 克
酒川芎 10 克	五指毛桃 30 克	乌梅 10 克	郁李仁 20 克

用法：分次温服，7 剂，水煎取药汁 400 mL。

七诊（2024 年 6 月 25 日）

患者仍觉牙痛，易烦躁。舌暗红苔薄白，脉沉弦。

处方：滋水清肝饮加减。

熟地黄 10 克	山药 15 克	枸杞子 15 克	山萸肉 30 克
酒黄精 10 克	麸炒白术 10 克	党参 10 克	炒稻芽 30 克
大豆黄卷 10 克	覆盆子 10 克	金樱子 10 克	菊花 10 克
酒女贞子 10 克	墨旱莲 10 克	煨葛根 20 克	

用法：分次温服，7 剂，水煎取药汁 400 mL。

按语

　　癌病的发生，多由正气内虚、外感邪毒、内伤七情、饮食失调，或宿有旧疾等因素致脏腑功能失调，气血津液运行失常，产生气郁、血瘀、痰凝、湿浊、毒聚等病理产物，蕴结于脏腑，相互搏结，日久渐积而成的一类恶性疾病。大肠癌病位在肠，可有大便习惯改变，如腹泻或便秘等。本案患者由外院诊断为右半结肠癌，病理诊断中分化腺癌 $pT_3N_0M_0$，并行手术治疗后出现睡眠欠佳遂来诊。

　　本案患者辨病为肠癌，病位在肠，内有癌毒，故首诊根据疾病选方为清肠方加减，又患者平素情志不遂，易烦躁，睡眠欠佳，舌脉表现为舌暗淡苔薄白，脉沉弦，提示体内肝气郁结，肾阳虚衰，虚火上扰于心，辨证为上热下寒证，方中黄连、附子取交泰丸之意，寒热并用，清降心火，温助肾阳以交通心肾，又配以甘松理气开郁。癌病是一类消耗性疾病，癌毒耗伤人体气血津液，多出现气虚、阴伤、气血亏虚或阴阳两虚等。本案患者病程较长，阴阳俱虚，后期患者肾阳恢复，但仍有肝气郁结，郁热伤阴，虚实夹杂，仍有肝肾阴虚，故后期常加入石斛、黄精、五味子、山萸肉、二至丸等补肾养阴之品。

（翁佩珊）

肠癌（肝郁脾虚证）

病案介绍

初诊

患者男，55岁。

主诉：结肠中分化腺癌术后半年余。

就诊原因：2023年2月因降乙交界癌于外院手术治疗后口服放疗药物3个月，大便易溏，大便不畅，纳眠可，无腹胀、腹痛，无恶心、呕吐，无嗳气、反酸，无胸闷、心痛，无心悸、气促。患者目前精神好，体力正常，食欲一般，睡眠尚可，体重无明显变化，大便不成形，大便不畅，小便正常。于2023年9月6日来我处就诊。

既往史：否认高血压、糖尿病、冠心病等病史。否认药物、食物过敏史，无吸烟史。

查体：体温36.4℃，脉搏75次/分，血压120/78 mmHg，呼吸20次/分，心肺可，腹软，全腹部无压痛、无反跳痛，肠鸣正常。

中医四诊：患者神清，精神可，大便难解，大便不成形，纳眠一般，小便正常，无恶心、呕吐，无嗳气、反酸，无腹胀、腹痛，无胸闷、心痛等不适。舌质淡红，苔薄白，脉弦滑。

病机分析：患者平素情志不遂，郁怒伤肝，肝失条达而横乘脾土；或饮食劳倦，损伤脾气，脾失健运，土壅侮木，肝失疏泄所致。脾失健运，水谷不化，气滞湿阻，则纳呆，便溏不爽，或大便溏结不调；肝失疏泄，则情志抑郁，善太息；若气郁化火，则急躁易怒；舌质淡红，苔薄白，脉弦滑，属"肝郁脾虚"之象。

诊断辨证：

中医诊断： 肠癌，肝郁脾虚证。

西医诊断： 结肠占位性病变。

治则治法： 清热解毒，温肾助阳。

处方： 大黄牡丹汤加减。

大黄 10 克	牡丹皮 10 克	燀桃仁 15 克	冬瓜子 30 克
姜僵蚕 10 克	姜黄 5 克	炒莱菔子 10 克	甘草 10 克
藤梨根 20 克	石见穿 10 克	白花蛇舌草 20 克	法半夏 10 克
玄参 10 克	救必应 15 克	半枝莲 20 克	大枣 10 克

用法： 分次温服，7 剂，水煎取药汁 400 mL。

☯ 二诊（2023 年 9 月 13 日）

患者服药后大便次数增加，少许腹部疼痛，仍不成形，余无特殊不适，舌质淡红，苔薄白，脉弦滑。

中药： 和肝理脾消食方加减。

紫苏梗 10 克	法半夏 10 克	蒸陈皮 10 克	麸炒白术 20 克
麸炒枳壳 10 克	炒麦芽 30 克	炒稻芽 20 克	茯苓 15 克
麦冬 10 克	玉竹 10 克	炒莱菔子 10 克	炒山楂 5 克
白芍 30 克	茵陈 20 克	牡丹皮 15 克	夏枯草 15 克

用法： 分次温服，7 剂，水煎取药汁 400 mL。

☯ 三诊（2023 年 9 月 22 日）

患者大便情况较前缓解，无腹胀、腹痛，无恶心、呕吐，无嗳气、反酸等不适，纳眠尚可，舌质淡红，苔薄白，脉弦滑。

处方： 大黄牡丹汤加减。

藤梨根 30 克	石见穿 20 克	白花蛇舌草 30 克	法半夏 10 克
黄芪 15 克	熟党参 15 克	红参片 5 克	太子参 10 克
乌梅 10 克	大黄 10 克	牡丹皮 10 克	燀桃仁 15 克
冬瓜子 30 克	姜僵蚕 10 克	蝉蜕 10 克	姜黄 5 克
炒莱菔子 10 克			

用法：分次温服，7 剂，水煎取药汁 400 mL。

按语

本案患者由外院诊断为降乙交界癌，病理诊断结肠中分化腺癌，并行手术治疗后出现大便溏泄不畅遂来诊。本案患者癌病手术治疗后出现大便溏泄不畅，在中医上可诊断为泄泻，《素问·至真要大论》提出："暴注下迫，皆属于热。"《素问·脉要精微论》曰："胃脉实则胀，虚则泄。"宋·陈无择在《三因极一病证方论·泄泻叙论》中提出情志失调亦可引起泄泻，如"喜则散，怒则激，忧则聚，惊则动，脏气隔绝，精神夺散，以致溏泄。"患者长期忧思伤脾，脾失健运，清阳不升，水谷不化，故大便溏，舌质淡红，苔薄白，脉弦滑诊断为肝郁脾虚证。

患者诊断为癌病，手术及放疗治疗后主要表现为大便溏泄不畅，病位为肠，根据《黄帝内经》因势利导治则，"其在下者，引而竭之"，病位在下时，当从下治，即通大便或利小便以给邪出路。六腑以通为用，肠为六腑之一，为消化道之末节，糟粕毒物每易停滞，壅积滞涩实属难消，而病在肠，通大便显然是更直接的排毒方式，故非峻下难以平事。董明国选方为大黄牡丹汤加减，方中大黄苦寒攻下，泻肠中湿热郁结，祛肠中稽留之瘀血；桃仁苦平入血分，性善破血，与大黄相配，破瘀泻热。

> 再合以升降散之僵蚕得天地清化之气，轻浮而升阳中之阳，姜黄驱邪伐恶，行气散郁，配伍大黄，降阴中之阴，一升一降，内外通和，杂气之流毒顿消矣。加入半枝莲、藤梨根、石见穿、白花蛇舌草等癌病经验用药，以解癌毒；再配伍稻芽、麦芽、莱菔子、山楂等健脾消食之品，以助脾胃之运化。治疗后期常加入红参、党参、太子参、黄芪等补气健脾之品，及乌梅、麦冬、玉竹等养阴生津之品，以达到扶正解毒之效。

（邓艳华）

肠癌（痰瘀滞络证）

病案介绍

初诊

患者女，66岁。

主诉：直肠癌术后4年余。

就诊原因：2019年4月曾行直肠癌术，ⅢB期，中高分化，术后大便不成形，一般情况尚可，无恶心、呕吐，无腹痛、腹胀，无嗳气、反酸，无胸闷、心痛，无心悸、气促等不适。患者目前精神好，体力正常，食欲一般，睡眠一般，体重无明显变化，大便不成形，小便正常。于2023年3月2日来我处就诊。

既往史：直肠癌、肝硬化（PBC）病史。否认高血压、糖尿病、冠心病等病史。否认药物、食物过敏史，无吸烟史。

查体：体温 36.6℃，血压 115/35 mmHg，脉搏 72 次／分，呼吸 20 次／分，心肺可，腹软，全腹部无压痛、无反跳痛，肠鸣正常。

中医四诊：患者神清，精神可，大便不成形，纳眠一般，小便正常，无恶心呕吐，无腹胀腹痛，无胸闷心痛等不适。舌淡红，苔白腻，脉弦紧。

病机分析：本案患者病程较长，肠道糟粕积于肠道日久，情志抑郁，肝气郁结，郁久化热，炼液成痰，或留滞于脏腑，阻滞气机，妨碍气血运行，则导致痰瘀互结，阻滞脉络。痰浊中阻，胃失和降，可见纳呆；瘀血阻塞脉络，阻碍血液运行，终致血涌络破，血不得循经而外溢，排出体外者，则见出血，故肠癌患者多见大便潜血阳性。舌淡红，苔白腻，脉弦紧，辨证为痰瘀滞络。

诊断辨证：

中医诊断：肠癌，痰瘀滞络证。

西医诊断：①肿瘤化疗个人史；②肝硬化失代偿期；③个人史，其他医疗的（直肠癌术后）。

治则治法：疏肝解郁，调和脾胃。

处方：和肝理脾方加减。

金樱子 10 克	布渣叶 10 克	乌梅 10 克	醋鳖甲 20 克
甘草 5 克	白术 10 克	稻芽 30 克	四制香附 15 克
紫苏梗 10 克	白芍 30 克	玉竹 10 克	酒女贞子 10 克
百合 10 克	芡实 20 克		

用法：分次温服，7 剂，水煎取药汁 400 mL。

☯ 二诊（2023 年 3 月 16 日）

大便成形，无特殊不适。舌淡红，苔白腻，脉弦紧。

处方：一贯煎加减。

炒川楝子 10 克	枸杞子 10 克	山萸肉 10 克	麦冬 10 克
白芍 15 克	醋北柴胡 10 克	酒女贞子 15 克	炒稻芽 30 克
盐沙苑子 10 克	布渣叶 20 克	青皮 10 克	干石斛 10 克
牡蛎 25 克	醋鳖甲 25 克		

用法：分次温服，7 剂，水煎取药汁 400 mL。

☯ 三诊（2023 年 3 月 27 日）

患者诉大便偏硬，纳眠可。舌淡红，苔白腻，脉弦紧。

处方：六君子汤加减。

熟党参 15 克	白术 20 克	茯苓 10 克	蒸陈皮 10 克
姜半夏 10 克	炙甘草 5 克	四制香附 15 克	鸡内金 10 克
炒莱菔子 10 克	青皮 10 克	红花 10 克	盐沙苑子 10 克
燀桃仁 10 克	田基黄 10 克	山萸肉 15 克	醋鳖甲 20 克

用法：分次温服，7 剂，水煎取药汁 400 mL。

☯ 四诊（2023 年 4 月 11 日）

无特殊不适，舌淡红，苔白腻，脉弦紧。

处方：二甲调肝汤。

醋鳖甲 30 克	醋龟甲 30 克	丹参 20 克	白芍 30 克
天冬 10 克	玄参 10 克	仙鹤草 30 克	白术 10 克
干石斛 10 克	乌梅 5 克	盐沙苑子 10 克	赤芍 10 克
淡竹叶 10 克			

用法：分次温服，7 剂，水煎取药汁 400 mL。

按语

本案患者诊断为肠癌,合并肝硬化病史,根据患者病史及舌脉考虑为痰瘀互结于肝脉,故见脉弦紧。在治疗选方以疏肝柔肝为主。患者诊断为结肠恶性肿瘤,肝硬化,考虑疾病日久,情志不畅,肝气郁结,肝木横恣侮克脾土,故见大便溏稀,初诊选方予和肝理脾方,即和肝丸加减,以疏肝理气,加以金樱子、乌梅、芡实涩肠止泻,考虑患者泄泻日久,津液丢失,故加百合、玉竹、女贞子养阴生津,张锡纯云:"凡一切肝之为病,服他药不愈者,徐服此药,自能奏效。"患者肝气郁结日久,耗伤肝阴,肝脉失养,故二诊予一贯煎加减以滋阴疏肝。患者后期无特殊不适,病情平稳,故以治本为主,予二甲调肝汤加减,二甲调肝汤为何炎燊教授治疗肝硬化的经验方,有补气健脾,养阴柔肝,清热除湿,活血化瘀,软坚消癥等作用,再经验性加予补虚解毒之品仙鹤草,以达到扶正解毒之效。现代药理研究表明,仙鹤草具有镇痛抗炎、抗氧化、止血、降血糖、抗肿瘤、抑制血小板聚集、杀虫、抗疟、抗心律失常、降血压等作用;其抗肿瘤作用机制包括细胞毒作用、诱导肿瘤细胞凋亡、增强免疫等。

(邓艳华)

痰核（阴阳失衡、痰瘀毒互结证）

病案介绍

初诊

患者女，62岁。

主诉： 确诊弥漫性大B细胞淋巴瘤2月余，咳嗽疲乏7天。

就诊原因： 患者2022年10月于外院确诊弥漫性大B细胞淋巴瘤，曾在外院行西医对症治疗，具体不详。7日前患者出现咳嗽、咳痰，痰多，色白，伴疲乏，少气懒言，食欲缺乏，消瘦，睡眠差，无恶寒、发热，无鼻塞、流涕，无腹痛、腹泻等不适，二便正常，体重明显下降。于2022年12月28日就诊。

既往史： 有高血压、肾结石病史，规律服药治疗。否认药物、食物过敏史。

查体： 血压105/62 mmHg，脉搏110次/分，神志清楚，面色苍白，全身皮肤黏膜无黄染及出血点，头颅五官无畸形，唇无发绀，颈软，甲状腺未触及，咽红，扁桃体不大，双肺呼吸音粗，右肺可闻及支气管呼吸音，心界如常，心音正常，各瓣膜区未闻及杂音，腹软，肝脾肋下未及，全腹无压痛，肠鸣音正常，双下肢无水肿。舌体瘦，色淡，苔白，脉弱。

中医四诊：

望诊 形体消瘦，面色无华，精神疲倦，指甲、口唇色淡无华。舌象：舌体瘦，色淡，苔白。

闻诊 咳嗽，咳痰，痰多，少气懒言。

问诊 咳嗽，痰多色白，疲乏，食欲缺乏，睡眠差，无恶寒发热，无鼻塞流涕，无腹痛腹泻等不适，二便正常。

切诊 脉象：脉弱。

病机分析：患者形体羸弱，面色无华，疲乏，咳嗽，痰多，食欲缺乏，眠差。舌体瘦，色淡，苔白，脉弱。此为阴阳失衡，气血亏虚，加之年老脾胃虚弱，运化失常，痰湿内生，痰湿瘀毒结聚久之不消，故发为痰核。病变涉及全身气血脏腑，是"全身为虚，局部为实"的全身性疾病，当辨为阴阳失衡、痰瘀毒互结证。法当化痰止咳、消癥散结兼以扶正益气。

诊断辨证：

中医诊断：痰核，阴阳失衡、痰瘀毒互结证。

西医诊断：①弥漫大B细胞淋巴瘤；②支气管炎。

治则治法：化痰止咳、消癥散结兼以扶正益气。

处方：苇茎汤加减。

桔梗10克	炙甘草5克	芦根15克	薏苡仁15克
茯苓10克	瓜蒌皮10克	浙贝母15克	仙鹤草15克
百部10克	化橘红5克	枇果核10克	紫菀10克
灵芝10克	猫爪草10克	皂角刺10克	大枣10克

用法：7剂，水煎服。

☯ 二诊

患者服7剂后，咳嗽、咳痰大减，仍有疲乏、食欲缺乏，余症同前。舌体瘦，色淡，苔白，脉弱。

处方：苇茎汤加减。

桔梗10克	炙甘草5克	薏苡仁15克	茯苓10克
瓜蒌皮10克	浙贝母15克	化橘红5克	灵芝10克
猫爪草10克	山药15克	白术10克	莲子10克
百合10克	五指毛桃15克	仙鹤草15克	皂角刺10克

大枣 10 克

用法：7 剂，水煎服。

☯ 三诊

患者服用前方后，神清气爽，疲乏大减，无咳嗽、咳痰，胃纳可，睡眠可。舌淡红苔薄白，脉较前有力。

处方：苇茎汤加减。

炙甘草 5 克	炒薏苡仁 15 克	茯苓 10 克	浙贝母 15 克
灵芝 10 克	猫爪草 10 克	山药 15 克	白术 10 克
莲子 10 克	五指毛桃 15 克	山萸肉 15 克	皂角刺 10 克
大枣 10 克	覆盆子 10 克		

用法：7 剂，水煎服。

☯ 四诊

患者服用前方后，疲乏症状几乎全无，胃纳增，大便正常，夜睡安和，神思清朗，舌淡红苔薄白，脉稍弱。复诊所见，患者症状几乎全无，效不更方，继续服用前方 10 剂。

处方：苇茎汤加减。

炙甘草 5 克	炒薏苡仁 15 克	茯苓 10 克	浙贝母 15 克
灵芝 10 克	猫爪草 10 克	山药 15 克	白术 10 克
莲子 10 克	五指毛桃 15 克	山萸肉 15 克	皂角刺 10 克
大枣 10 克	覆盆子 10 克		

用法：10 剂，水煎服。

☯ 随诊

患者服药有良效，故此后一直于门诊复诊，遣方随症加减，在此期间病情稳定。末次复诊时间为 2024 年 7 月 5 日，患者精神可，无明显不适，纳眠可，二便尚调，体重增加 3 kg。舌淡红苔薄白，脉缓。

按语

此病案体现了"有邪祛邪,无邪建中,最后补肾"的治病思路。患者初诊时咳嗽痰多,此乃阴阳失衡,痰湿瘀毒聚久不消。处方予苇茎汤加减,使用大量化痰祛邪药物,此为"有邪祛邪"。二诊时患者咳嗽痰多症状明显好转,仍有疲乏纳差,此乃邪浊大退,正气仍虚,法当健脾益气,故前方去芦根、百部、紫菀、杧果核,加山药、莲子、百合、白术、五指毛桃,此为"无邪建中"。三诊时患者神清气爽,疲乏大减,无咳嗽咳痰,胃纳佳,睡眠可。此乃正气渐壮,脾胃渐旺,但患者年过六旬,肾气久亏,且痰核乃顽瘴痼疾,非朝夕可愈,故在前方基础上加补益肝肾之山萸肉、覆盆子,此为"最后补肾"。"有邪祛邪,无邪建中,最后补肾"的治疗思路体现了中医整体观念和辨证论治的精髓,在临床中常奏良效。

(邓艳华)

湿毒疮(阳虚寒滞证)

病案介绍

初诊

患者女,42岁。

主诉:躯干、手臂散在水肿性丘疹伴瘙痒10余天。

就诊原因： 因进食辛辣上火、虾类食物出现躯干、手臂散在水肿性丘疹伴瘙痒，自服（氯雷他定）药物治疗，丘疹稍能减轻，但未能全部消退。于 2021 年 8 月 31 日于我院皮肤科门诊治疗，予以：①盐酸氮䓬斯汀片（敏奇）2.0 mg 口服，每日 2 次，服用 7 天；②富马酸酮替芬片 1.0 mg 口服，每日 2 次，服用 7 天；③复方倍他米松注射液（得宝松）1.0 mL 肌内注射，每日 1 次，服用 1 天；④西咪替丁胶囊 0.2 克口服，每日 2 次，服用 7 天；⑤炉甘石薄荷脑洗剂 5.0 mL 外用，每日 3 次，服用 5 天；⑥川百止痒洗剂 10.0 mL 外用，每日 1 次，服用 6 天治疗，症状有改善，但皮疹仍未全退。于 2021 年 9 月 6 日再次皮肤科就诊，予以：①富马酸酮替芬片 1.0 mg 口服，每日 2 次，服用 7 天；②西咪替丁胶囊 0.2 克口服，每日 2 次，服用 7 天；③氯雷他定片（雪苏）10.0 mg 口服，每日 1 次，服用 7 天；④盐酸氮䓬斯汀片（敏奇）2.0 mg 口服，每日 2 次，服用 7 天；⑤川百止痒洗剂 10.0 mL 外用，每日 1 次，服用 7 天治疗；⑥中药：金银花颗粒 10 克，连翘颗粒 10 克，苦参颗粒 10 克，徐长卿颗粒 10 克，茵陈颗粒 10 克，木棉花颗粒 10 克，炒薏苡仁颗粒 10 克，白扁豆颗粒 10 克，紫草颗粒 10 克，芦根颗粒 10 克，甘草颗粒 6 克，防风颗粒 10 克，桑叶颗粒 10 克，北沙参颗粒 10 克，牛蒡子颗粒 10 克，太子参颗粒 15 克，7 剂。经上述治疗皮疹仍未能完全消退，遂来我处就诊，来诊时仍可见躯干、手臂散在水肿性丘疹伴瘙痒。

既往史： 高血压、糖尿病、冠心病等内科病史。进食虾后有类似皮疹史。

查体： 体温 36.5℃，脉搏 89 次/分，血压 146/91 mmHg，呼吸 18 次/分，精神可。皮疹未见脓点及疱疹。咽后壁滤泡增生。心界正常，双肺呼吸音清，未闻干、湿啰音。腹平软，无压痛，无反跳痛，肠鸣音正常，躯干散在较多水肿性丘疹，手臂亦有类似皮疹，舌质暗，舌体小，苔黄，稍厚，脉沉滑。

病机分析： 患者为中年女性，有虾过敏史，本次因进食虾后出现皮疹，属于食毒范畴，结合舌脉，实因中焦阳气不化，土不枢转，气血瘀阻，湿毒内蕴，脉络受阻而成。

诊断辨证：

中医诊断：湿毒疮，阳虚寒滞证。

西医诊断：①痒疹；②湿疹。

治则治法： 健脾温中、养血并透邪外出。

处方： 拟当归补血汤合附子理中汤加减。黄芪颗粒30克，当归颗粒5克，淡附片颗粒10克，党参颗粒15克，白术颗粒15克，茯苓颗粒15克，炙甘草颗粒10克，炮姜颗粒10克，蝉蜕颗粒10克，荆芥颗粒10克。

用法： 7剂，冲水调服，1日1剂。

☯ 二诊

服药后皮疹明显减少，不痒（患者诉服药后第二天就已无瘙痒感，未使用其他任何药物）。舌暗红，舌体小，苔黄，稍厚，脉沉滑。诊断同前，考虑患者气血较前流畅，仍有寒凝气滞，又已无瘙痒，遂予前方去荆芥继续服用7剂。处方：黄芪颗粒30克，当归颗粒5克，淡附片颗粒15克，党参颗粒15克，白术颗粒15克，茯苓颗粒15克，炙甘草颗粒10克，炮姜颗粒10克，蝉蜕颗粒10克。

☯ 三诊

患者本次服药后皮疹变化不大，但间有瘙痒，遂提前来诊。舌暗红，舌体小，苔黄，稍厚，脉沉滑，考虑虽气血得行，但仍内外不调和，予加荆芥、桃仁以调气血。处方：黄芪颗粒30克，淡附片颗粒15克，党参颗粒20克，白术颗粒20克，茯苓颗粒15克，炙甘草颗粒10克，炮姜颗粒10克，蝉蜕颗粒10克，荆芥颗粒10克，桃仁颗粒15克，7剂。

☯ 四诊

皮疹进一步减少，但间有瘙痒，舌暗红，舌体小，苔薄白，脉沉弱，但患者舌苔转白转薄，脉沉弱，为邪祛正虚之表现，唯舌质仍暗红，说明仍阳气不足，气血仍不畅。予前方去荆芥加补骨脂以先后天并补：黄芪颗粒 50 克，淡附片颗粒 15 克，党参颗粒 20 克，白术颗粒 20 克，茯苓颗粒 15 克，炙甘草颗粒 10 克，炮姜颗粒 10 克，桃仁颗粒 15 克，补骨脂颗粒 15 克，当归颗粒 10 克，7 剂。

☯ 五诊

患者已无皮疹，乏力减轻，平素有便秘，大便 2 天／次，稍硬，无腹胀，自觉难消化，眠可，口干口苦不明显，有口气，舌暗红，舌体小，苔薄白，脉沉弱。患者平素脾胃阳气不足、寒凝气滞，气血不调和，遂致邪毒内积，遂发皮疹，现经健脾温中，补血和中，使其气血调和，皮疹自消，后续仍当重视脾胃阳气，使其土运正常，气机升降自调，方能永固。仍以附子理中汤加减善后。处方：黄芪 30 克，桂枝 15 克，熟附子 15 克，熟党参 20 克，白术 20 克，酒川芎 15 克，炙甘草 10 克，干姜 10 克，豆蔻 10 克，五灵脂 15 克。

用法：7 剂，水煎服。

后患者皮疹未再复发，但因其平素饮食不节，常有胃肠不适而间中调理。

📖 按语

> 对于皮疹、湿疹，西医多以抗组胺对症治疗，症状当时多有改善，但常存在易复发，难以根治之问题，而中医临床多以湿热、湿毒论治，以清热解毒、清热祛湿、清热凉血等为主，但本例患者其病发以饮食不

当所致,舌象脉象均提示气血瘀阻,湿毒内蕴,究其根源,实因中焦阳气不化,土不枢转,遂致湿毒内蕴、脉络受阻于表而成皮疹。治疗上直取病源,以补血汤化源,再以附子理中汤温化中焦,一派阳光以消阴翳,终而获效而不易再发。

（卢晓敏）

附

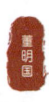

董明国常用方剂及应用示例

05

理气六君子汤

药物

党参 20 克	白术 15 克	茯苓 15 克	甘草 5 克
陈皮 5 克	半夏 12 克	厚朴花 6 克	柴胡 12 克
枳壳 10 克	白芍 15 克	竹茹 15 克	

【加减法】胃纳差,加鸡内金 15 克,麦芽 30 克。内热盛,加黄芩 12 克,焦栀子 10 克。

【功效】健脾益胃,疏肝理气。

【主治】慢性胃炎,肝强脾弱,胃失和降。主症见脘胁胀痛,食后尤甚,心烦易怒,呃气嗳气,口苦纳差,大便溏滞。舌苔白黄而腻,脉弦缓。

【按语】近年来人民生活水平提高,而工作繁忙,起居饮食失衡者,易患胃炎,且多属本虚标实之证。本虚乃由于劳倦饮食伤脾,中气不足,健运失司,则气机郁结不畅,而肝木乘之,乃成标实。根据"胃宜降则和"之理,治胃病,须佐以降气之品。《伤寒论》治阳明证"胃家实"之病,除用硝黄泻实外,佐以枳实、厚朴降气,乃"亢则害,承乃制"之义。故名"承气汤"。今治本虚标实之胃炎,降气不宜用枳实、厚朴较峻之药,免伤中气。该法不拘其药,改用枳壳代枳实,厚朴花代厚朴较平和之品,配合六君子汤,则标本兼治。又加入竹茹之清降,柴胡、白芍疏肝,共 11

味药，即六君子汤补气健脾，温胆汤和胃降逆，四逆散疏肝解郁，三方合成复方，治各种胃炎之虚实错杂者，疗效显著。董明国及其团队将此方纳入中医优势病种诊疗方案，用治脾胃气虚型的胃痞病·胃脘痛（功能性消化不良）、脘痛·胃痞病（慢性胃炎）、胃脘痛·胃痞病（胃息肉）、肠息肉（结肠息肉）、胃疡（消化性溃疡），疗效明显。

（卢晓敏）

疏肝止泻汤

药物

柴胡 15 克	白芍 18 克	枳实 10 克	炙甘草 5 克
党参 20 克	白术 15 克	茯苓 15 克	陈皮 5 克
砂仁 5 克（后下）	炒麦芽 25 克	乌梅肉 10 克	秦皮 12 克

【加减法】气虚甚，面白短气者加黄芪 20 克。兼内热，大便黏液多，里急肛热者加黄连 10 克。若夹有血液，再加地榆 15 克。纳呆嗳气加山楂 15 克，鸡内金 10 克。

【功效】疏肝健脾止泻。

【主治】慢性结肠炎之脾虚肝旺证。主症见腹痛隐隐，肠鸣时作，大便溏软夹少量黏液，胁脘痞胀，纳呆嗳气，面色不华，肢体倦怠。

【按语】此方乃五味异功散加四逆散化裁，名老中医何炎燊治疗慢性

脾胃思辨：审证求因精准诊疗

结肠炎轻症或初起者，病情不重，大便每日一两行，但始终不成形；腹痛不堪，但时作时止；病程漫长，饮食起居稍有不慎，常致反复。病因既是饮食劳倦伤脾，故治法以补脾为主，脾虚则肝木乘之，故以疏肝为辅。五味异功散是补脾主方，而四逆散则是疏肝要药，两者合用，乃肝脾同治之法。脾虚则运化失司，食积内停，故以砂仁运之，麦芽消之。乌梅、秦皮既能涩肠止泻，又能清热消炎，全方补而不滞，清而不克，坚持服用，日久自能生效。董明国及其团队将此方引入中医优势病种诊疗方案，用于治疗肝郁脾虚证的泄泻病（肠易激综合征伴有腹泻）、泄泻病之肠澼、久泻久痢（炎症性肠病）等疾病，疗效颇著。

（卢晓敏）

二甲调肝汤

药物

黄芪 25 克	党参（太子参）25 克	白术 15 克	女贞子 15 克
墨旱莲 15 克	糯稻根须 20 克	白芍药 15 克	穿山甲 15 克
鳖甲 25 克	田基黄 30 克	茵陈 20 克	丹参 15 克
三七 5 克	桃仁 20 克		

【加减法】内热盛，口苦，便秘，加虎杖 15 克，郁金 10 克；湿盛，腹痛，大便溏，加苍术 10 克，厚朴 5 克；肝区隐痛，加柴胡 12 克，郁金 10 克；

肝痛阵发，如刺如割，加川楝子15克，延胡索12克。胃纳差，加麦芽30克，鸡内金15克；阴虚火盛，口干舌燥，心烦寐差，加北沙参20克，麦冬15克，玉竹20克；有轻度腹水，加茯苓皮20克，大腹皮15克，车前子15克。

【功效】补气健脾，养阴柔肝，清热除湿，活血化瘀，软坚消癥。

【主治】慢性肝炎迁延不愈，早期肝硬化。症见神疲倦怠，面色黧黑，食欲减退，体重下降，脘腹痞胀，恶心呕逆，大便溏滞，胁下痞块（肝脾肿大）或有蜘蛛痣，肝掌等。脉无定体，或弦或沉细或虚缓，舌暗红不华。

【按语】肝炎及早期肝硬化（门静脉高压症）乃寒热虚实错杂之顽疾，非一方一药可竣事。古云："用药如用兵"，故中医治病，有"精锐直揭"之法，治病机不甚复杂，主要矛盾突出，如白虎、承气、四逆诸汤。也有用"四面合围"之法治疗病机复杂，寒热虚实错杂之病，如乌梅丸、鳖甲煎丸诸方。慢性肝炎、早期肝硬化，应用四面合围之法。根据"奇之不去则偶之，一方不去则复之"的原则，本方用七补七消之法。

七补　黄芪、党参、白术、糯稻根须补气健脾；白芍药、女贞子、墨旱莲养阴柔肝。

七消　田基黄、茵陈清热祛湿；丹参、三七、桃仁活血化瘀；穿山甲、鳖甲软坚消癥。此方药味虽多，但对症切当，须久服乃效。

董明国及其团队在治疗积聚（肝硬化）的肝脾瘀滞证，临床疗效甚好。对于肝硬化腹水迁延难治者，合五苓散调治，效果显著。

（卢晓敏）

加减大柴胡汤

【药物】

柴胡 15 克	大黄 15 克（水浸后下）	半夏 15 克	黄芩 15 克
赤芍药 20 克	枳实 15 克	青皮 10 克	栀子 15 克
郁金 12 克	金钱草 30 克		

【加减法】大便秘结，加芒硝 15 克。呕吐加苏叶 12 克，黄连 6 克，竹茹 15 克；身发黄疸，加茵陈 30 克，田基黄 30 克；壮热身痛，加白花蛇舌草 50 克，蚤休 30 克，忍冬藤 30 克。

【功效】泻少阳、阳明两经实热。

【主治】急性胆囊炎，急性胰腺炎，发热，胁腹满痛，如绞如刺，胸痞呕逆，大便干结或热结旁流。舌赤苔黄厚燥，脉弦实数。

【按语】根据《伤寒论》之大柴胡汤乃治少阳邪热未解，阳明里热炽盛，往来寒热，呕不能食，胸胁苦满，心下痞硬等症，与急性胆囊炎及急性胰腺炎之症状相似，故以此方治之。但不须姜枣和营卫，甘草之守中，故皆去之，而加栀子、金钱草之清化湿热，郁金、青皮之理气解郁，更为合拍。

中医脏象学说无胰脏之名（有说是脾脏，不甚确切），病名亦无胰腺炎。但据现代医学，胰腺之解剖位置与肝胆至为密切，而胰腺炎急性期之临床症状与少阳、阳明两经里热相似，故用大柴胡汤加减治之有效，故古方可以治今病也。

董明国将此方用于治疗肝胆湿热证之中期腹痛（急性胰腺炎）、肝胆湿热证之腹痛、黄疸（肝胆管结石病急性发作期）。腑实明显者，重用大黄，加用芒硝、厚朴等成大承气汤合用，急则治其标，急下通腑泄热，釜底抽薪，大便通则病情迅速缓解，血淀粉酶明显下降。

（卢晓敏）

加味楂曲平胃散

【药物】

苍术 10 克	厚朴 5 克	橘皮 3 克	炙甘草 3 克
山楂 12 克	神曲 5 克	胡连 5 克	麦芽 15 克
槟榔 8 克	莱菔子 6 克	制大黄 5 克	鸡内金 5 克

【加减法】 呕吐加竹茹 10 克，苏叶 3 克，小便黄短加薏苡仁 10 克，滑石 10 克。

【功效】 健脾泻火消积。

【主治】 食伤脾胃，积久化热，手足心热，入夜尤甚，蒸蒸汗出，烦躁夜啼，口秽纳差，腹痛，大便时溏滞时秘结，唇焦，苔厚浊，脉滑。

【按语】 根据"小儿脾常不足"，以及叶天士谆谆告诫慎用消导之论，甚少用消导之法。今则不然，目击小儿因父母溺爱，过食甘脆肥浓而致积滞生热者甚多，正如明代名医徐春甫所云："大抵爱子之偏，出于父母，所嗜之食，任其饱足，以致所伤深染难调，奈何不为戕害！"故近年小儿积滞之病日多，其病机虽有"脾常不足"一面，然毕竟是虚中有实。经云："二虚一实，偏治其实。"邪去则正自安，故近年儿科病用消导法者日多。楂曲平胃散乃雷少逸《时病论》治伤食作泻之方，乃平胃散加山楂、神曲，并用鸡内金为药引，其所加三药皆是消谷食、肉食之良药，笔者更加入麦芽以消乳积。现在幼儿虽甚少用母乳哺养，然所食之各种乳制品则更易生积也。胡连善清疳热，槟榔、莱菔子、制大黄三者，破结气，荡实积，是方中之峻药，与佐脾运之平胃散配伍，亦不嫌其峻也，但得积滞一去，则诸恙自减，然后徐图治本。

董明国现多用此方治疗脾虚食积之小儿功能性消化不良、脂肪肝等疾病，疗效奇佳。

（卢晓敏）

加减六和汤

药物

藿香6克	厚朴3克	砂仁3克（后下）	北杏仁8克
半夏5克	木瓜10克	茯苓10克	甘草3克
煨葛根8克	神曲6克		

注：上述为3～5岁小儿用量。

【加减法】小便不利，加薏苡仁15克，车前子8克。纳差，腹胀，加山楂8克，麦芽15克。

【功效】宽中、理气、祛湿、止泻。

【主治】小儿外感时令之湿，内伤饮食之湿，腹痛，泄泻溏滞，倦怠纳呆，时有呕吐，舌苔白，脉濡。

【按语】宋《太平惠民和剂局方》有"六和汤"，主治心脾不调，气不升降，霍乱吐泻，胸腹痞满，倦怠嗜卧等症，乃气虚受湿，本虚标实，故原方有参、术。现借用治小儿腹泻，外感时令之湿，此时本尚未虚，故不用参、术，而加煨葛根，升阳止泻，神曲和中消滞，有利小儿。董明国多用此方治疗脾虚湿困之肠易激综合征、急性胃肠炎等，收效明显。

（卢晓敏）

加减半夏泻心汤

药物

半夏15克　　人参10克*　　黄连5～10克　　黄芩10克
干姜5～15克　炙甘草5克　　百合15克　　　乌药10克

【加减法】脾气虚，面黄少气，倦怠，能食运艰，肠鸣便溏滞者，加黄芪15克，白术12克，砂仁5克；胃阴虚，口干舌燥，纳呆虚烦；便室或秘

*视病情需要可分别用吉林人参、西洋参、党参、太子参。

结者，加北沙参 15 克，麦冬 15 克，石斛 12 克；内热盛，口苦心烦，溺黄，大便干结者，黄连用至 10 克，加蒲公英 20 克，竹茹 12 克，墨旱莲 15 克，便秘不通时，再加大黄 12 克（后下）；内寒盛，口淡，常吐涎沫，腹痛泻者，干姜用至 15 克，加吴茱萸 9 克，桂枝 12 克，寒甚再加附子 9 克；肝气郁结，脘痛牵引两胁，时腹隐痛，大便溏滞不爽者，加柴胡 12 克，白芍 15 克，枳实 9 克；饮食不化，呕噫腐臭者加焦楂 15 克，炒麦芽 20 克，鸡内金 12 克；胃酸多，心中热烘，嘈杂，吞酸者，加海螵蛸 15 克，煅瓦楞 15 克；气郁不舒，咽喉不利，脘痛时轻时重，或走窜无定处者，加郁金 9 克，佛手 9 克；气滞水停，肠鸣辘辘，大便水样，小便不利者，加生姜 15 克，茯苓 20 克；久病入络，痛有定处，绵绵不绝，压痛明显，舌暗红或有瘀斑者，加三七 6 克，丹参 12 克。

【功效】和胃降逆消痞。

【主治】各种慢性胃炎，溃疡病，寒热虚实错杂，胃脘痞闷，按之濡，或隐痛，干呕气逆胸翳，舌苔黄滑或厚腻者。

【按语】半夏泻心汤乃张仲景治伤寒误下，胃气素虚，邪热内陷为痞之主方。所谓痞，是患者自觉心下翳闷不舒，按之濡，或虽硬而不拒按者。方用芩连苦降，姜夏辛通，乃后世苦辛通降诸法之祖，人参甘草大枣扶持正气，故适用于寒热虚实错杂之胃病。胃病患者虽有不痛，或痛而喜按，或痛而拒按之各种不同症状，但中脘痞闷不舒几乎是所有患者之共同症状，故可运用半夏泻心汤治之，去大枣之壅滞，复入百合汤之甘寒清化，以济芩连之苦，姜夏之辛。百合汤始见于陈修园之《时方歌括》，陈氏云："此方余从海坛得来，用之多验"，与泻心汤合用，相得益彰。董明国及其团队将此方用于寒热错杂证的胃痞病·胃脘痛（功能性消化不良）、脘痛·胃痞病（慢性胃炎）、胃脘痛·胃痞病（胃息肉）、胃疡（消化性溃疡），疗效显著。

（卢晓敏）

消食理脾方

【药物】

炒稻芽、炒麦芽、鸡内金、枳实、大腹皮、沉香、墨旱莲、石斛、莪术、紫苏梗、甘草调和诸药等。

【主治】董明国根据多年临床经验,首次提出了"食毒致病"的理论,认为食毒既是致病因素,又是其病理产物。总结了消食解毒,理脾消痈为治疗溃疡结肠炎、胃肠息肉、脂肪肝的主要治则,他认为"食毒"包含两个方面:其一,是指致病因素,即饮食不节是对人体脏腑经络及气血阴阳均能造成严重损害的因素;其二,是指病理产物,即饮食不节导致脏腑功能紊乱、气血运行失常,机体内产生的代谢产物不能及时正常排出,蕴积体内而化生的病理产物。倡导"辨病辨证—通治法—通治方—临证化裁"的中医临证思维模式,抓住疾病的主要病因病机,确立通治法,再辨证论治,随症加减用药。为此,董明国根据上述病机认识及基本治法,针对胃癌前病变,创立了消食理脾方,此方是在院内制剂健胃消胀片的基础上根据胃癌前病变的"食毒"病因理论加味优化而来,有消食健脾、降气和胃之功。方中炒稻芽、炒麦芽、鸡内金共用为君药,消食健胃以去食毒;臣以枳实、大腹皮、沉香,三者合用源于古代经典名方四磨汤,为行气分之要药,共奏行气消胀、下气降逆之力,山药健脾益胃以助降胃气;佐以墨旱莲、石斛清胃热而养胃阴、润脾阴,佐莪术活血祛瘀止痛,亦能行补药之滞,紫苏梗顺气和胃,兼能升清脾气;使药甘草调和诸药。

【按语】针对溃疡性结肠炎,董明国推出了消食解毒理脾通治方。组方以白头翁汤、缩脾饮、焦三仙汤等化裁而成。具体药物：白头翁15克，秦皮15克，黄连8克，黄柏10克，草果20克，缩砂仁15克，葛根20克，白扁豆（姜制炒）30克，甘草15克，乌梅肉50克，炒山楂15克，炒稻芽30克，炒麦芽30克，炒莱菔子15克。白头翁汤乃《伤寒论》治热痢下重之祖方，江昂《医方集解·泻火之剂》："此足阳明、少阴、厥阴药也。白头翁苦寒能入阳明血分，而凉血止痢；秦皮苦寒性涩，能凉肝益肾而固下焦；黄连凉心清肝，黄柏泻火补水，并能燥湿止痢而厚肠，取寒能胜热，苦能坚肾，涩能断下也。""缩脾饮"始见于宋《太平惠民和剂局方》，所谓"缩"者，乃因脾为湿困，则倦怠不收，失其健运之能，故用补脾燥湿之品，以"缩"其倦怠不收之病理。以砂仁、草果，快脾而去其所恶之湿。臣以甘草、扁豆，甘淡以培其正气。即佐葛根、乌梅，一以振敷布之权，一以缩缓纵之势，况梅能生液，湿去津生，最为可法。焦三仙中麦芽消酒食，焦山楂消肉食，炒稻芽健脾开胃，三药合用，消积化滞。最后配以莱菔子行气消胀。在"消食解毒理脾汤"原方的基础上，还根据食毒不同的诱因设立了五种加减化裁，即以烟毒为主加以千金苇茎汤，以酒毒为主加以葛花解酲汤，以油脂类毒为主加以达原饮，以红肉为主加以楂曲平胃散，以面谷为主加以焦三仙承气汤。临床应用此方，常有得心应手之妙用。

（卢晓敏）

人参胃康片

【药物】 由人参、黄芪、白芍、甘草、珍珠层粉、蒲公英、墨旱莲等药物组成。

【主治】 补气养胃，和中止痛。

【用法】 口服。一次4～6片，一日3次，或遵医嘱。

【按语】 原方乃国家级名老中医何炎燊根据多年临床经验和用药经验总结的经验方。何老认为治疗寒热虚实错杂之胃病，提倡"顽难重病用复方"的原则，采用四面合围的方法，在健脾的同时，针对本病特征性隆起性病变，取仲景泻心法则，用人参、黄芪补气，白芍、甘草养脾阴，珍珠层粉养胃生肌，此五药乃治其虚者。蒲公英、墨旱莲两药专为清胃消除炎症功效，且性质和平，祛邪不伤正气，又用三七、海螵蛸活血通络，郁金、佛手理气化浊，则气血流畅，胀痛可止，浊阴可除，浙贝母散结化痰浊为之佐使，本方专为疑难胃病而设，方中益气、清热、活血等多法并用，集中医治胃病多法于一炉，取法于泻心，但用药却为仲景所不及。

在董明国及其团队的协助下，经过动物实验、药理试验及多年临床应用，发展为我院院内制剂，目前年销售额数十万。通过反复临床实验及用药实践发现其既可抑制胃酸分泌、促进黏膜愈合，因此可用于胃、十二指肠球部溃疡，慢性浅表性胃炎，糜烂性胃炎，胃肠神经官能症等。根据最新的临床研究，又可促进胃肠动力，治疗糖尿病、胃轻瘫及胃食管反流病。

（卢晓敏）

健胃消胀片

【药物】 由枳实、大腹皮、沉香、鸡内金、山药、墨旱莲、石斛、莪术、紫苏梗、甘草等药物组成。

【主治】 行气消胀，调和脾胃。

【用法】 口服。一次4～6片，一日3次，或遵医嘱。

【按语】 原方为董明国根据多年从事消化病治疗的临床经验，结合名老中医何炎燊的脾胃病思想拟定而成，作为本院院内制剂应用于临床已二十余年，疗效显著，未见发生不良反应。方中选用枳实、大腹皮、沉香三者共用为君药，行气分之要，行气消胀，疏肝降逆，使胃气下降；臣以鸡内金、山药健脾益胃；佐以墨旱莲、石斛清胃热而养胃阴，润脾阴；另稍佐莪术既可活血祛瘀止痛，亦能行补药之滞；紫苏梗功能顺气和胃，兼能升清脾气，并能调和前药之温性，使药甘草调和诸药。上述药物共用以降胃气兼健脾气，调气血兼养胃阴，正切合诸多脾胃病"脾运失职，胃失通降"之病机。

本制剂原方适用于慢性胃炎、功能性消化不良、溃疡病属脾胃气滞证者，症见上腹胀满、疼痛、恶心、嗳气、早饱、泛酸等。经董明国及其团队进一步完善相关研究，目前针对此方的研究包括脾虚气滞食积之脂肪肝、脾虚气滞之功能性消化不良、慢性胃炎及胃癌前病变等。

（卢晓敏）